JN289404

健康福祉学概論

―健やかでいきいきとした暮らしづくり―

前橋　明

編著

朝倉書店

編著者

前橋　明　　早稲田大学人間科学学術院・教授

執筆者（五十音順）

浅川和美　　茨城県立医療大学保健医療学部・教授
足立　正　　倉敷市立短期大学保育学科・教授
岩城淳子　　白鴎大学教育学部・教授
尾木文治郎　いの町立吾北中学校・教頭
木戸啓子　　倉敷市立短期大学保育学科・講師
佐野祥平　　鈴峯女子短期大学食物栄養学科・教授
田中　光　　洗足学園短期大学幼児教育保育科・准教授
田村裕子　　岡山県立岡山城東高等学校・養護教諭
中永征太郎　くらしき作陽大学食文化学部・教授
西崎博子　　ノートルダム清心女子大学人間生活学部・准教授
星　　永　　埼玉県立大学保健医療福祉学部・教授
松尾瑞穂　　埼玉県立新座高等学校・講師
三宅孝昭　　大阪府立大学総合教育研究機構・講師
村中由紀子　山陽学園短期大学幼児教育学科・教授
本保恭子　　ノートルダム清心女子大学人間生活学部・教授
八重樫牧子　川崎医療福祉大学医療福祉学部・准教授

はじめに

　近年，人をとりまく「心とからだ」の諸問題を解決するためには，保育・教育・介護による成果のみに期待しただけでは，良き方向に向かわないことが増えてきました．まさに，子どもも，大人も，一人ひとりが問題改善の工夫と実践を行い，あわせて，家庭だけでなく，園や学校，施設，地域ならびに行政との強い連携が必要な時代に入ってきたようです．

　「健康福祉学」とは，人々が心身ともに健やかな状態で，障害をもつ・もたないにかかわらず，赤ちゃんから高齢者の方々まで，誰もがいきいきと生きることのできる健康的な暮らしのあり方（幸福）を考えていく学問です．言い換えれば，みんなの幸せのために，今までに得た健康科学の研究知見や実践経験を最大限に生かして，社会の方策を生み出し，さらには，積極的で，かつ，前向きな社会的努力をもして，心あたたかい社会を実現していこうとする学問といえます．

　「子どもたちの健全育成」で例えてみると，子ども一人ひとりの努力はもちろんのこと，家庭における前向きな取り組みが必要であり，あわせて，園や学校，施設をはじめとする周囲からの支援も極めて重要です．行政には，保育・教育・福祉環境を整備してもらい，育児支援・地域づくりの支援を積極的にしていただきたいものです．

　また，子どもたちだけでなく，高齢の方や障害をおもちの方も含め，誰もが安心して暮らし続けることのできる社会をつくるためにも，生活課題をみんなが真剣に見いだして，良いところは伸ばし，問題があれば，問題点の改善計画をたてて，できうるところから問題改善に向けて，着実に計画を実行に移していかねばなりません．

　本書は，その手がかりになるべく，健康福祉の基礎理論と実践のあり方を提

示していこうと，みんなのいきいきとした暮らしづくりのために計画されて編集された手引書です．執筆者の方々も，この21世紀の健康福祉を担う優秀な先生方にお願いをいたしました．現場の知恵と研究者の研究知見を豊富に盛り込んで完成した本書を，学生のテキストだけでなく，みなさん方の生活の質を高める参考書として，ご利用いただければ幸いです．

2008年8月

前橋　明

目　　次

1. **序　　論** ……………………………………………（前橋　明）…1
   1.1 健康福祉とは …………………………………………………… 1
   1.2 健康福祉の基本：ちょっと工夫すると人が助かる行動のススメ …… 2
   1.3 健康福祉における「ふれあい」の大切さ：子どもの願いに，耳を傾けて ………………………………………………………… 3
   1.4 子どもを育むための健康福祉ネットワーク ………………………… 4

2. **健康福祉の問題と課題** ………………………………………………15
   2.1 現代社会の特徴 …………………………………（三宅孝昭）…15
   　2.1.1 少子高齢社会…………………………………………………15
   　2.1.2 都市化，情報化，国際化，省力化……………………………17
   　2.1.3 価値観の変化…………………………………………………17
   2.2 余暇と現在の余暇施策 …………………………（三宅孝昭）…19
   　2.2.1 余暇時間………………………………………………………19
   　2.2.2 余暇活動………………………………………………………20
   　2.2.3 余暇（あそび）に対する意識の変化…………………………20
   　2.2.4 現在の余暇施策………………………………………………21
   2.3 今日の健康福祉の問題 …………………………（三宅孝昭）…22
   2.4 生きがい …………………………………………（三宅孝昭）…24
   2.5 住宅構造と高齢者の転倒 ………………………（浅川和美）…25

3. **ライフステージと健康福祉** …………………………………………27
   3.1 乳児期の健康福祉 ………………………………（本保恭子）…27

3.1.1 少子化による子育て環境への影響と乳児の健康……………………27
3.1.2 母子保健事業と福祉サービス……………………………………28
3.2 幼児期の健康福祉 ……………………………………………………33
3.2.1 少子化による幼児の健康への影響………………（八重樫牧子）…33
3.2.2 幼児の心身の発達と子育て環境…………………（八重樫牧子）…36
3.2.3 幼児の健全な発達と子育て支援…………………（八重樫牧子）…39
3.2.4 幼児の健全育成と文化・社会的状況……………（八重樫牧子）…41
3.2.5 幼児の抱える近年の生活課題と改善に向けた提案
　　　　………………………………………………（松尾瑞穂）…44
3.2.6 親子体操のススメ………………………………（松尾瑞穂）…49
3.3 児童期の健康福祉 ……………………………………………………53
3.3.1 小学生の健康福祉………………………………（足立　正）…53
3.3.2 児童期のQOLの向上に向けて …………………（田村裕子）…55
3.3.3 放課後あそびのススメ…………………………（松尾瑞穂）…57
3.4 思春期の健康福祉 ……………………………………………………59
3.4.1 中学・高校生の健康福祉………………………（尾木文治郎）…59
3.4.2 生徒期のQOLの向上に向けて …………………（田村裕子）…61
3.5 青年期の健康福祉 …………………………………（星　　　永）…63
3.5.1 健康的な生活習慣の確立…………………………………………63
3.5.2 食生活の知識の習得………………………………………………64
3.5.3 心の健康問題………………………………………………………66
3.6 壮年期の健康福祉 …………………………………（岩城淳子）…69
3.7 老年期の健康福祉 …………………………………（田中　光）…77
3.7.1 これからの介護予防………………………………………………77
3.7.2 介護予防のための運動実践………………………………………79

4. 親と子の健康福祉 ………………………………………………………85
4.1 子どもを取り巻く現状と課題 ……………………（村中由紀子）…85
4.1.1 健やかな心の成り立ち……………………………………………85
4.1.2 子どもを取り巻く人間関係の変容と問題………………………88

4.1.3　親の愛情＝過度な期待……………………………………91
　　4.1.4　心身のアンバランスとネット社会の弊害……………………92
　　4.1.5　大人の教育力の弱体化…………………………………94
　　4.1.6　疲れている子どもたち……………………………………94
　　4.1.7　母親の焦りと不安………………………………………95
　　4.1.8　健やかな子どもの心を育成するための手立て…………………97
　4.2　母親と子どもの発達と支援　……………………（村中由紀子）…100
　　4.2.1　子どもが育つ場としての家庭…………………………… 100
　　4.2.2　母と子の発達………………………………………… 104
　　4.2.3　育児支援の実践と課題………………………………… 109
　4.3　保育者からの育児支援のあり方　……………………………… 114
　　4.3.1　乳幼児をもつ保護者に対する育児支援……………（前橋　明）…114
　　4.3.2　就学前へ向けた取り組み………………………（木戸啓子）…123

5.　地域における健康福祉……………………………（前橋　明）…130

6.　障がい児・者の健康福祉………………………………………… 134
　6.1　障がい児の健康福祉　…………………………………………… 134
　　6.1.1　障害をもつ子どもの心の育ちと支援…………（村中由紀子）…134
　　6.1.2　身体障がい児の健康福祉………………………（本保恭子）…145
　　6.1.3　知的障がい児の健康福祉………………………（本保恭子）…146
　6.2　障がい者の健康福祉　……………………………………………149
　　6.2.1　身体障がい者の健康福祉………………………（本保恭子）…149
　　6.2.2　知的障がい者の健康福祉………………………（本保恭子）…150
　　6.2.3　精神障がい者の健康福祉………………………（西崎博子）…155
　6.3　障がい児・者とスポーツ　………………………（本保恭子）…162
　　6.3.1　障がい者スポーツの起こりと流れ……………………… 162
　　6.3.2　主な障がい者スポーツ大会……………………………… 163
　　6.3.3　障がい児・者のスポーツの意義とこれから……………… 165
　6.4　障がい児・者の歯科保健　………………………（佐野祥平）…166

6.4.1　歯科疾患の原因と予防………………………………………… 167
　　6.4.2　口腔の機能障害………………………………………………… 168

7. 健康福祉援助活動の担い手 ……………………………（本保恭子）…171
　7.1　福祉領域における健康福祉援助活動の担い手 ……………………… 172
　7.2　保健・医療などの関連領域における健康福祉援助活動の担い手 … 177
　　7.2.1　健康管理と健康づくり………………………………………… 177
　　7.2.2　福祉サービスと保健・医療関連……………………………… 178
　7.3　保健・医療・福祉の連携 ………………………………………………… 179

8. 21世紀の健康福祉への期待 ………………………………（中永征太郎）…181
　8.1　健康について ……………………………………………………………… 181
　　8.1.1　健康のとらえ方………………………………………………… 181
　　8.1.2　健康と環境のかかわり………………………………………… 183
　　8.1.3　健康に対する目標……………………………………………… 183
　　8.1.4　健康と社会のかかわり………………………………………… 185
　8.2　福祉について ……………………………………………………………… 186
　　8.2.1　福祉のとらえ方………………………………………………… 186
　　8.2.2　最低生活とは…………………………………………………… 186
　　8.2.3　生活問題と社会福祉を求めて………………………………… 187
　　8.2.4　人生80年型への対応 ………………………………………… 187
　　8.2.5　社会福祉の方向………………………………………………… 187
　　8.2.6　福祉文化………………………………………………………… 189
　　8.2.7　福祉文化の創造と教育………………………………………… 189

索　引……………………………………………………………………………… 193

1. 序　　論

1.1　健康福祉とは

　今日，人間が抱える「心とからだ」の諸問題を解決するためには，保育や教育・療育による成果のみに期待しただけでは，なかなか良き方向に向かわないことが増えてきた．まさに，子どもも，大人も，一人ひとりが問題改善の工夫と実践を行い，あわせて，保育・教育・福祉現場，地域社会と行政，ならびに研究機関との連携が必要な時代に入ってきたようである．

　そして，赤ちゃんからおじいちゃん・おばあちゃんに至るまで，また，障害をもつ・もたないにかかわらず，誰もが心身ともに健康で，いきいきと生きることのできる健康的な暮らしのあり方（幸福）を考え，そのために健康科学の研究知見や実践経験を最大限に生かして，社会の方策までも生み出す．そして，積極的で，かつ，前向きな社会的努力をも模索していこうとする学問が「健康福祉学」であり，健康福祉の目指すところでもある．

　そして，社会の一人ひとりが，「ちょっと気をつけたら，あるいは，ちょっと知恵を絞って，自分にできること」を実行していけば，誰かが助かったり，楽になったりする．そんなときに相手が感じる「人に対するありがたみ」は，きっと「思いやり」に発展していくであろう．社会のいろいろなところで，こんな思いやりがみんなの心の中に芽生えれば，幸せの花咲く暖かい世の中が実現するのではないだろうか．

　さて，健康福祉学では，「福祉」が自分に直接関わることに，社会の一人ひ

とりが気づいていく中で，誰もが穏やかに，自分らしく，いきいきと健康的に生きられるための方策を模索していく．そして，そこから得られた知見やアイデアを，人が健康で生活しやすいように，また，自己実現への道を歩みやすいように役立てて，人を支援したり，さらに，その人が幸福を求め，その人らしく生きるために，社会を改善していく方策までも探求したいものである．

1.2 健康福祉の基本：ちょっと工夫すると人が助かる行動のススメ

　子どもたちに伝えたいことがある．それは，「ちょっと気をつけて・ちょっと知恵を絞って・ちょっと工夫して，あなたにできることを実行すれば，友だちやお父さん・お母さん，おじいちゃん・おばあちゃん，近所の人たちが助かったり，楽になったりすることがあるよ」という呼びかけである．
　いろいろなところで，ちょっとの工夫から，人に役立つ行動が起こると，相手が助かる．相手の心の中にも，「ありがたい」という感謝の気持ちや思いが芽生える．そのように感じてもらえると，知恵を絞った方もうれしいものである．援助された方も，「同じように，自分にできることはしてみようかな」「誰かに役立ったら，お互いに気持ちがいいよね」等の気持ちやさらなる夢が芽生えてくるはずである．しかし，近頃は，そんな気持ちと実践が少なくなった感がある．
　いろいろなところで，ささやかな工夫と，それに基づく勇気ある行動により実行が起こり，「人への思いやり」や「感謝の気持ち」が生まれ，私たちの社会をよりいっそう暖かいものにしてくれる．
　できれば，幼少児期に，このような「ちょっとした工夫と実行」の体験活動を，しっかり経験させてやりたいものである．そのようなスタンスで，お父さん，お母さん，おじいちゃん，おばあちゃんは，子どもたちに関わってやってもらえないだろうか．
　お父さん・お母さんをはじめとする大人の方々にも，聞いていただきたいことがある．それは，私たち大人の方が，まず，率先して，そのような工夫と行動を行うことである．自分の親が，人に優しい行動を，日頃から実際に工夫して行っていると，子どもは親の行動をまねる．「子どもは親の思うようには，

なかなかならないが，親のようにはなる」ことから，親（大人）が行動で示すことが，何よりも大切なことなのである．ご理解いただきたい．

1.3　健康福祉における「ふれあい」の大切さ：子どもの願いに，耳を傾けて

　児童養護施設は，保護者のいない子どもや虐待されている子ども，その他の環境上，養護を要する子どもたちを入所させて養護し，その自立を支援するところである．この児童養護施設に入所した小学校の男の子が書いた作文にふれる機会があり，その内容は私の心に刺さるものであった．そのときにみたものの中で，覚えている文章を紹介したい．
　ボクの三つのおねがい
　　かみさまが三つのおねがいをきいてくれたら，ボクはつぎの三つをたのみます．
　　一つめは，おかあさんがすぐボクをたたかないようにしてください．
　　二つめは，おかあさんがちゃんとごはんをつくってくれるようにしてください．
　　三つめは，おかあさんがテレビゲームばかりしないようにしてください．
　　これがボクの三つのおねがいです．どうぞかみさまおねがいします．
　この子どもは，若い母親から激しい虐待を幼児期から受けていた．母親は，子どもをたたきすぎて手が痛いと言って，父親にたたかせたりしていたそうだ．そして，子どもは，食事もつくってもらえないことから，コンビニへ行っておにぎりを盗んで食べてしまった．
　この作文を読んで涙がでた．この子は，愛されるべき親から虐待を受け，自分以外は絶対に信じられなかったであろう．子どもの心の傷は，深く，様々な行動となって現れていく．自分以外はみんな敵で，他人にすぐ手を上げてしまったり，自分の感情をコントロールできずに，すぐキレて，物を投げたり壊したり等する．
　ところが，近年，どこの家庭でも，この3つの願いに紹介された状況が，少なからず「ある」，あるいは，「芽生えている」ような気がする．

子どもの生活調査[1]で，子どもを叱る理由を尋ねると，その約61％の母親が「急いでいるから」をあげ，18％が「家事に専念できないから」であった．叱る方法も，いちばん多いのが「恐い顔をする」，次いで「口で注意をする」「たたく」「大声で怒鳴る」「にらみつける」「おどす」の順となり，「口で注意する」以外の上位にあげられた対応は，幼い子どもの心を深く傷つける可能性を十分に潜ませている．体罰や怒鳴って叱る等，強圧的に関わっても，なんら解決にはならない．

今一度，子どもとのコミュニケーションをしっかりとるためにも，心のかよう「暖かいかかわり」を考え，さらに，成長期の子どもに必要な「身体と心の栄養」のとれる食事の場を与えたり，子どもたちが求めている家族のふれあいのあるあそびや活動を通して，子どもたちと十二分に関わってみてはどうだろうか．幼いときに，本当に大切にされたという思い出を，子どもたちにしっかりもたせてやりたいものである．

まずは，自分の子どもをしっかりかわいがることのできる親子関係を育てていかねばならないだろう．後に，大切にされたという思い出は，不運にも反社会的で危険なことを犯す際に，最大のブレーキとなってくれる．

1.4 子どもを育むための健康福祉ネットワーク

すべての子どもの可能性を，かかわりあいの中で最大限に伸ばす支援が，今日，求められている．幼少年期においては，とりわけ，園や学校，地域とのかかわりの中で生きる子どもたちを育むための「あいさつ」と「笑顔のとびかうネットワーク」が重要である．

子どもの健全育成のための健康福祉ネットワークとその役割についての基本的な考えを，家庭から順に取り上げて整理してみる．

a. 家庭では

1) 家庭教育力の向上

家庭は，子育てにおいて，園や学校，地域などで，人の気持ちを考えて行動し，人と協力できる子どもを育てるよう努力する．そして，自分の住んでいる地域の活動や行事に進んで参加する．なかでも，① 規則正しい生活づくり，

②健康な生活づくり，③楽しい生活づくり，④自然体験・社会体験・文化体験の機会づくりには，とくに力を注いでもらいたい．

なお，保護者の方にお願いしたい点を列挙すると，以下のとおりである．
(1) 子どもの生活・学習習慣を育てるために
① 毎日，決まった時間に学習や手伝いをする習慣をつけさせる．
② 明日の生活に必要な準備が早めにできるように導く．
③ 時間の使い方を工夫させ，リズムのある生活をつくる．
④ 親子活動を通して，話し合ったり，考えたりして，ともに過ごす時間をつくる．
(2) 豊かな心を育てるために
① 家庭で身近な自然体験や社会体験ができる機会をつくる．
② 心を和ませる花や音楽のある環境をつくる．
③ 児童館や図書館，博物館，美術館などを利用する．
④ 機会があれば，演劇や音楽鑑賞にも連れて行く．
(3) 健康な体を育てるために
① 十分な睡眠，バランスの良い食生活・歯磨きの励行など，健康の基本に留意する．
② 適度な運動を実践するために，家庭で体力づくりについて話し合い，手軽な運動あそびを，できることから取り組む．

なかでも，子どもの1日の活動を快くスタートさせるためには，朝食を必ずとり，排便を心がけ，活動的に運動させること，そして，夜は9時以降のテレビ視聴や夜食の習慣を改めて，早めに就寝させることが大切である．

つまり，遅寝・遅起きや朝食の欠食，日中の運動不足などの悪循環を避け，子どもたちにとって健康的な生活の内容が習慣化されるよう，保護者の子育てへの，よりいっそうの理解と努力が求められている．

2) 子どもたちの努力・がんばり

子どもたち自身も，意欲をもって，ねばり強く最後までやりきること，そして，聞くことと話すことをがんばってもらいたい．

とくに，集団あそびや運動あそび，読書などの体験活動を通して，①何事にも，元気にねばり強く挑戦し，たくましく生きるための健康や体力を養って

もらいたい．また，② 基礎的な知識や技能，問題発見力・判断力・解決力の基礎を育み，③ 思いやる心や感動する心を育ててもらいたい．

b. 園や学校，地域では

1) 園や学校の教育力の向上

園や学校は，家庭と連携し，子どもたちの生活習慣や学習習慣をつけさせることが大切である．そして，取り組みを地域に公開し，信頼される園や学校をつくっていく．また，生活調査（図1.1）や簡易な体力・運動能力テスト（図1.2）等を実施し，子どもたちの生活状況や体力について把握する．睡眠リズムと食生活の見直しや体力づくりについて，家庭といっしょに考えて取り組むことが重要である．

そのためにも，園や学校としてすべきことを考えてみると，以下のことがあげられる．

(1) 保育者・教職員の指導力と資質の向上

公開保育・研究授業をする等して，相互交流を進める．研修に積極的に参加して，研鑽を積む．

(2) 園長や校長を中心とした園・学校体制の確立

あいさつ運動や体験活動など，家庭や地域といっしょになった取り組みを，園や学校をあげてみんなで進める．

(3) 安全で安心できる園や学校づくり

保育室や園庭，学校や運動場を，安全で美しい学びの環境に整えるとともに，健康・安全指導を実施する．

2) 地域の教育力・支援力の向上

地域は，教育力を発揮して，家庭の子育てを応援してもらいたい．また，園や学校の保育・教育活動がいっそう進むように協力することも期待される．

とくに，① みんなで楽しむ行事の創造，② あいさつあふれる町づくり，③ やる気と元気のでる町づくり，④ 花と緑あふれる町づくりを目指していただければ幸いである．

地域の皆さんへの願いは，次のとおりである．

(1) 伝統や経験を伝えるために

① 地域の良き伝統や文化を，子どもたちに伝える機会をつくる．

1.4 子どもを育むための健康福祉ネットワーク

コード番号 ☐☐☐☐☐☐☐

幼児の生活調査へのご協力のお願い

　私どもは，将来を担う子どもたちの健やかな成長を願い，子どもたちの生活や身体状況に関する調査・測定を行っております．子どもたちの健康教育を推進するにあたっては，まず子どもたちの実態を把握することが大切であり，本調査は，幼児の生活状況を把握することを目的としています．そして，この調査結果から得られた知見を，今後の保育や育児，教育に少しでも生かしていきたいと考えております．
　何卒ご理解をいただき，ご協力の程，よろしくお願い申し上げます．

　本調査の結果は，すべて統計的に処理され，個人名ならびに個人のプライバシーに関する事柄が公表されることは一切ありません．この点をご理解いただき，ありのままお答えいただければ幸いです．

　　　　　　　　　ご回答いただいた用紙は，　　月　　日までに，　　　　　　にご提出ください．
　　　　　　　　　なお，この調査についてのお問い合わせは，下記へご連絡下さい．

　　　　　　　　　全国子どもの健康実態調査委員会　代表　前橋　明（早稲田大学教授）
　　　　　　　　　〒359-1192　埼玉県所沢市三ヶ島2-579-15　早稲田大学 人間科学学術院
　　　　　　　　　TEL・FAX：04-2947-6902　　E-mail: maehashi@waseda.jp

記 入 例

☐ ← この大きい四角の中には，文字や数字を書きます．

☐ ← この小さな四角の中には，○を書きます．

回答欄

☐ ← この四角の中には，数字を書きます．

[記入例]　四角の中に○を記入する場合は，[○] のように，なるべく中央に記入してください．

　　　　　文字・数字は，1つの四角の中に一文字ずつ記入してください．
　　　　　文字が枠にふれないように，中央に記入してください．

　　　　　時刻は24時間表示で記入してください．たとえば，午後6時は，[1][8] 時　となります．

　　　　　[お早うございます]は，[お][は][よ][う][ご][ざ][い][ま][す] となります．

これより，ご記入をお願いします．

　　　　　　　　　　　　　記入日　2　0　☐☐ 年　☐☐ 月　☐☐ 日

ご記入者　：　該当する方の左の ☐ に○を入れて下さい．

　　　☐ 母親　　☐ 父親　　☐ 祖母　　☐ 祖父　　その他 ☐☐☐☐☐☐☐

　　　　　　＊　お子さまのふだんの生活の様子を教えてください　＊

お子さまの現在の年齢　☐ 歳　☐☐ か月

お子さまの現在の身長　☐☐☐．☐ cm　　体重　☐☐．☐ kg

どちらかに○を入れて下さい．　　　　　　　　どちらかに○を入れて下さい．
　　☐ 男　　☐ 女　　　　　　　　　　　　　☐ 幼稚園　　☐ 保育園

図 1.1　生活調査

1. 序　　論

1. お子さまの平日の就寝時刻は，平均すると何時頃ですか．
   （24時間表示で記入）　□□ 時 □□ 分頃
2. お子さまの平日の起床時刻は，平均すると何時頃ですか．　□□ 時 □□ 分頃
3. お子さまは，どのようにして起きることが多いですか．（回答欄に数字を記入）
   回答欄 □　　1　いつも起こされる　　2　起こされることの方が多い　　3　起こされることと，自分で起きることが半々である
   　　　　　　4　自分で起きることの方が多い　　5　いつも自分で起きる
4. お子さまの朝起きた時の機嫌は，いかがですか．（回答欄に記入）
   回答欄 □　　1　いつも機嫌が悪い　　2　機嫌がよい時の方が多い　　3　機嫌がよい時と機嫌が悪い時が半々である
   　　　　　　4　機嫌が悪い時の方が多い　　5　いつも機嫌がよい
5. お子さまは，朝ごはんを食べる前に，何か活動をしていますか．（回答欄に記入）
   回答欄 □　　1　する　　2　しない

   ・活動を「する」お子さまは，何をしていることが最も多いですか．（回答欄に記入）
   回答欄 □　　1　体操　　2　散歩　　3　絵本・本読み　　4　テレビ・ビデオを見る
   　　　　　　5　おもちゃで遊ぶ　　6　テレビゲームで遊ぶ　　7　お手伝い
   　　　　　　その他 □□□□□□□□□□□□□□□□□□□□
6. お子さまは，朝食を食べていますか．（回答欄に記入）
   回答欄 □　　1　食べていない　　2　あまり食べていない（食べない日の方が多い）　　3　食べる日と食べない日とが半々である
   　　　　　　2　だいたい食べている（食べる日の方が多い）　　5　毎日，食べている
7. お子さまが，朝食を食べ始める時刻は，平均すると何時頃ですか．　午前 □□ 時 □□ 分頃
8. お子さまは，朝食を食べる時，テレビを見ていますか．（回答欄に記入）
   回答欄 □　　1　いつもテレビを見ている　　2　テレビを見ている方が多い　　3　テレビを見ている時といない時と半々である
   　　　　　　4　テレビを見ていない方が多い　　5　テレビは見ない
9. お子さまは，朝食をいっしょに食べる人がいますか．　→　回答欄 □　　1　いる　　2　いない

   ・「いる」と答えた人は，誰といっしょに食べますか．（複数回答可）
   □ きょうだい　　□ 母親　　□ 父親　　□ 祖母　　□ 祖父
   その他 □□□□□□□□□□□□□□□□□□□□
10. お子さまは，ふだん，朝食を食べる場所は，どこが多いですか．（回答欄に記入）
    回答欄 □　　1　家　　2　車の中　　3　喫茶店（ファーストフード店を含む）　　4　ファミリーレストランなど
    その他の場所 □□□□□□□□□□□□□□□□□□□□
11. お子さまの食事の様子を見て，気にかかることや，問題に思うことがありますか．（複数回答可）
    □ テレビを見ながら食べる　　□ あまり噛まないで食べる　　□ 口(くち)の中に残っている　　□ ひじをついて食べる
    □ 好き嫌いが多すぎる　　□ 遊びながら食べるので時間がかかる　　□ 口(くち)を皿にもっていって食べる
    その他 □□□□□□□□□□□□□□□□□□□□

図 1.1　生活調査（続き）

12. お子さまの，排便（ウンチ）の状況を教えてください．（回答欄に記入）

　　回答欄　□　　1　朝しない　　2　朝しない時の方が多い　　3　朝しない時と，する時が半々である
　　　　　　　　　4　朝する時の方が多い　　5　毎朝する

13. お子さまの，排便をする時間帯を教えてください．

　　おおよそ　□□　時　□□　分頃　　□　不定期である

14. 朝，家を出る頃のお子さまは，どのような様子ですか．（複数回答可）

　　□　からだがだるそう　　□　あくびがでている　　□　ねむそう　　□　横になりたいようである
　　□　物事に熱心になれない　　□　物事が気にかかる　　□　きちんとしていられない　　□　頭が痛そう
　　□　手足がふるえている　　□　気分が悪そう　　□　気持ちがよさそう　　□　元気がある

15. お子さまが通園のため，家を出る時刻は，平均すると何時頃ですか．　□□　時　□□　分頃

16. お子さまの主な通園方法は何ですか．（回答欄に記入し，所要時間をご記入下さい．）

　　回答欄　□　　1　通園用バス　　2　車での送り迎え　　3　自転車（単車）での送り迎え
　　　　　　　　　4　一般交通機関（バス・電車）　　5　徒歩通園

　　通園にかかる時間　□□　分　　そのうち徒歩　□□　分
　　その他　□□□□□□□□□□□□□□□□□□□□

17. お子さまは，家に帰ってから，何をして遊ぶことが多いですか．多いものを3つ選んでください．
　　（保育園・幼稚園にいる時間を除く）

　　□　お絵かき　　□　ままごと　　□　自転車　　□　ブロックあそび　　□　乗り物のおもちゃ
　　□　ボールあそび　　□　絵本・本読み　　□　テレビ・ビデオ　　□　ヒーローごっこ　　□　カードゲーム
　　□　折り紙　　□　工作　　□　人形あそび　　□　砂あそび　　□　テレビゲーム
　　□　公園の遊具　　□　鬼ごっこ　　□　なわとび

　　その他　□□□□□□□□□□□□□□□□□□□□

18. お子さまは，ふだん，何人くらいで遊ぶことが多いですか．　→　約　□□　人［本人も含む］
　　（保育園・幼稚園にいる時間を除く）

19. 平日，お子さまが遊ぶ時間は，1日に，平均どのくらいですか．
　　（保育園・幼稚園にいる時間を除く）　　1日約　□□　時間　□□　分

　　（1）そのうち，外でのあそびはどのくらいですか．　　1日約　□□　時間　□□　分

　　（2）1日の中で，テレビやビデオを見る時間は，平均どのくらいですか．　　1日約　□□　時間　□□　分

20. お子さまは，家の中と外では，どちらで遊ぶことが多いですか．（回答欄に記入）
　　（保育園・幼稚園にいる時間を除く）

　　回答欄　□　　1　ほとんど家の中で遊ぶ　　2　どちらかといえば家の中で遊ぶ　　3　家の中と外と同じくらい
　　　　　　　　　4　どちらかといえば，外に出て遊ぶ　　5　ほとんど外で遊ぶ

図 1.1　生活調査（続き）

21. お子さまは，どのようなところで遊ぶことが多いですか．（保育園・幼稚園にいる時間を除く，複数回答可）
    ☐ 家の中　　☐ 家の庭　　☐ 団地のろうか，階段　　☐ 公園　　☐ 友達の家
    ☐ 田んぼ・畑　　☐ 道路　　☐ 土手　　☐ 空き地　　☐ 神社・寺の境内
    その他の場所 ☐☐☐☐☐☐☐☐☐☐☐☐☐☐☐☐☐☐☐

22. お子さまは，習い事（スイミング，体操などの運動も含む）をしていますか． → ☐ している　　☐ していない
    ・「している」人は，いくつ行っていますか． ☐ 種類
    ・また，何をしていますか．（複数回答可）
    ☐ 英語　　☐ 算数　　☐ 国語　　☐ 学習塾　　☐ おえかき　　☐ ピアノ・エレクトーン
    ☐ リトミック　　☐ たいそう　　☐ サッカー　　☐ スイミング　　☐ 武道　　☐ バレエ・ダンス
    その他 ☐☐☐☐☐☐☐☐☐☐☐☐☐☐☐☐☐☐☐☐

23. お子さまは，夕食前1時間ぐらいの間に，おやつを食べますか．（回答欄に記入）
    回答欄　　1 毎日食べる　　2 食べる時の方が多い　　3 食べる時と食べない時が半々である
    ☐　　　　4 食べない時の方が多い　　5 毎日食べない
    ・「毎日食べる」「食べる時の方が多い」と答えたお子さまは，どういったものを食べますか．
      主なものを2つ書いてください．
      1 ☐☐☐☐☐☐☐☐☐☐　　2 ☐☐☐☐☐☐☐☐☐☐

24. お子さまが夕食を食べ始める時刻は，平均すると何時頃ですか．
    （24時間表示で記入） ☐☐ 時間 ☐☐ 分頃

25. お子さまは，夕食後，寝るまでに，おやつや夜食などを食べますか．（回答欄に記入）
    回答欄　　1 毎日食べる　　2 食べる時の方が多い　　3 食べる時と食べない時が半々である
    ☐　　　　4 食べない時の方が多い　　5 毎日食べない
    ・「毎日食べる」「食べる時の方が多い」と答えたお子さまは，どういったものを食べますか．
      主なものを2つ書いてください．
      1 ☐☐☐☐☐☐☐☐☐☐　　2 ☐☐☐☐☐☐☐☐☐☐

26. 午後10時以降に就寝しているお子さまは，午後10時以降に何をしていることが多いですか．（複数回答可）
    ☐ 本を読む　　☐ おもちゃで遊ぶ　　☐ 食事をしている　　☐ テレビを見る　　☐ テレビゲームをする
    ☐ ビデオを見る　　☐ 何をするわけでもないが，起きている　　☐ 音楽を聴く　　☐ 外出している
    ☐ 母親と遊ぶ　　☐ 父親と遊ぶ　　☐ きょうだいで遊ぶ　　☐ 祖父母と遊ぶ
    その他 ☐☐☐☐☐☐☐☐☐☐☐☐☐☐☐☐☐☐☐☐

27. お子さまは，夜，ぐっすり眠っていますか．（回答欄に記入）
    回答欄　　1 よく眠る（途中で起きない）　　2 途中で起きないことの方が多い　　3 途中で起きないことと，起きることが半々である
    ☐　　　　4 途中で起きることの方が多い　　5 眠りが悪い（うなされたり，夜泣きする）

ご協力ありがとうございました．

図 1.1 生活調査（続き）

1.4 子どもを育むための健康福祉ネットワーク

図1.2 体力・運動能力テスト

体格、体力・運動能力測定

体力				運動能力		活動量
両手握力 (kg)	とび越しくぐり (秒)	25 m 走 (秒)	立ち幅とび (cm)	ボール投げ (m)	足跡	歩数 (歩) 万 千 百 十

体力・運動能力測定実施要項（概要）

1. **両手握力**
幼少児用の握力計を使い、両手で握る。1回実施、または2回実施して、良い方を記録とる。

2. **とび越しくぐり**
支柱 ゴムひも 膝の高さ ← 2 m →
膝の高さに張ったゴムひもを、とび越したらすぐにくるのをくぐって、もとの位置にもどるという動きを5回くり返し、くぐり越えたゴムひもを5回通過するまでに、何秒かかるかを計測する。

3. **25 m 走**
25 m の直線コースを使って、スタートからゴールまで走らせ、ゴール先に補助者を立たせ、後も5 m くらいは走らせる。
スタートライン — 25 m — ゴールライン 5 m

4. **立ち幅とび**
マットまたは砂場で、踏み切り線から両足で跳ぶ。両足で踏み切ってジャンプし、良い方を実施し、良い方の記録をとる。2回実施し、良い方の記録をとる。
踏み切り前の両足の中央位置 測定距離 踏み切り線

5. **ボール投げ**
投球場は、地面に描かれた円内から行い、ボールが落下した地点までの距離を、あらかじめ1 m 間隔で記入された円弧にもとづいて計測する。2回実施し、良い方の記録をとる。
直径 2 m 1 m 間隔の円弧

6. **活動量**（1日歩数、園内歩数）
朝、目覚めた時（スボンまたはスカート）にリセットした歩数計をつけて、就寝時に歩数計をはずし、1日の総歩数を記録する。
園内生活時の歩数は、幼稚園は午前9時〜午前11時、保育園は午前9時〜午後4時の記録をとる。

Copyright © 2005 Sukoyaka Kids Tairyoku Kenkyukai, all rights reserved.

すこやかキッズ体力向上へのご協力のお願い

私たちは、将来を担う子どもたちの健やかな成長を願い、子どもたちの生活や身体状況に関する調査・測定を行っております。子どもたちが健康的な生活を送れるように支援するには、まず子どもたちの生活実態を的確に把握し、最適な解決策を講じることが大切であり、本調査は、幼児の生活状況を把握することを目的としています。そして、この調査結果から得られた知見を、今後の保育や育児、教育に生かすとともに、お子さまごとのアドバイスを入れた個人別健康カードを作成して、皆様にフィードバックしていきたいと考えております。

何卒ご理解をいただき、ご協力の程、よろしくお願い申し上げます。本調査の結果は、すべて統計的に処理されます。個人名などを含め、個人のプライバシーに関する事柄が公表されることは一切ありません。この点をご理解いただき、ありのままお答えいただければ幸いです。

ご回答いただいた用紙は、　　月　　日までに、ご提出ください。

なお、この調査についてのお問い合わせは、下記ご連絡下さい。

すこやかキッズ体力研究会　会長　前橋　明（早稲田大学教授）
〒359-1192 埼玉県所沢市三ヶ島 2-579-15 早稲田大学 人間科学学術院
TEL・FAX：04-2947-6902　E-mail：maehashi@waseda.jp
事務局：生形直也（東京理科大学ベンチャー（株）エクサ）
〒162-8602 東京都新宿区神楽坂 1-3 東京理科大学内 株式会社エクサ
TEL：03-5206-6571　FAX：03-5206-6572
E-mail：sukoyakakids@tus-exa.jp

すこやかキッズ体力研究会

② 地域の人々の豊富な知識や経験などを，子どもたちに伝える．
(2) 住みやすい町をつくるために
① 地域で明るいあいさつを交わす．
② 子どもの行動を見守り，気になる行動をみたら，声をかける．
③ 地域行事を子どもたちといっしょに行い，助け合いの心を育む活動にする．
④ 園や学校が安心して学べる美しい環境になるように援助する．
(3) 地域の関係機関もいっしょに活動して成果をあげるために
① 医療機関・保健所・警察署・消防署などは，専門的な視点で，子どもたちを支援する．
② 地域の運動・スポーツ・レクリエーション活動などを通して，子どもたちの心とからだを育てる．
③ 地域の福祉活動やボランティア活動を計画し，取り組んだ子どもたちにがんばった喜びを味わわせる．

c. 行政・研究機関では

1) 行政の支援力の向上

行政は，園や学校，家庭・地域を支援する．市民にできないことを支援しようと，市民の努力に歩み寄って実行に移してもらいたい．とくに，① 豊富でタイムリーな情報提供，② 適切な指導と助言・サービス，③ 園（学校）・学習環境・あそび環境の整備，④ 園（学校）・家庭・地域との連携支援に力を注いでいただければ幸いである．

なかでも，教育委員会や児童家庭（保育）課には，以下のことをしていただきたい．

① 園や学校の取り組み，家庭の子育て，地域の取り組みを積極的に支援する．
② 園や学校と家庭，および地域をつなぐための取り組みを，地域の行事への参画を通して支援する．
③ 学習・生活・体力などの達成目標を立て，評価検証を行う．
④ 園や学校と連携し，生活や学習習慣づくりの取り組みを支援する．
⑤ 子育てや教育に，生涯学習の活動といっしょになって取り組む．

⑥ 町内会や関係機関といっしょになって，子ども支援の基盤づくりを進める．
⑦ 公民館や児童館，地域とともに，土曜・日曜日の子どもたちの過ごし方を支援する．
⑧ 各地の取り組みの情報を提供する．
⑨ 地域の施設や遊具などの点検・整備を行う．

元気いっぱいの子どもを育む，子ども支援の基盤づくりのために，行政は，園や学校，家庭・地域を支援する．つまり，市民にできないことを支援しようと歩み寄りを実行していくことが極めて重要である．

2）研究者との連携

子どもたちがいきいきと生きることのできる健康的な暮らしのあり方を考え，そのために健康科学の知見を最大限に生かして，生み出した社会の方策，さらには，積極的で，かつ，前向きな社会的努力をもしていこうという「健康福祉」のスタンスで，研究者たちの研究成果を整理して，それらの知見を活用していきたいものである．

子どもたちが安心して暮らし続けることのできる地域をつくるためにも，研究者らが真剣かつ誠実に見いだした研究知見を，行政はぜひ採用し，「健康福祉計画」を立て，それらを着実に実行に移していってもらいたい．

d. 生活，福祉，教育での生涯学習体制の体系的整備

今日では，広く生活，福祉，教育での生涯学習体制の体系的整備に努力が注がれなければならない．子どもたちにおいては，その生活が学校生活だけに制限されることなく，家庭生活や地域生活との関係が見直される環境づくりが大事にされるべきであり，また，成人層においても，もっと自分自身の生活問題，地域での生活課題にも関心を高めていく生涯学習が重視されることを期待する．

つまり，健康福祉の教育実践は，児童生徒を中心とする学校教育の場面にだけ展開されるものではなく，青年，婦人，高齢者などの成人層においても実践される必要性と要望が高まっている．とくに，公民館のような社会教育施設では，生涯学習の一環として，ボランティア講座や高齢者学級，手話，点字などの講座の開設が増加し，さらに，福祉施設にボランティアとして体験的に関わ

って福祉体験学習をしているボランティアグループも，全国各地に生まれてきた．これは，地域内の福祉施設が社会化されると同時に，施設が健康福祉の学校のような教育的役割を果たすこととなり，大きな意味をもちはじめたことを示している．

したがって，学校教育場面だけでなく，一般社会においても健康福祉の教育推進が求められている．と同時に，今日では，地域社会においても，前向きな健康福祉の取り組みが大きく広がろうとしている．

【文　　献】

1) 子どものからだと心・連絡会議：子どものからだと心白書2003，ブックハウス・エイチディ，p. 94, 2003.
2) 前橋　明：輝く子どもの未来づくり―健康と生活を考える―，明研図書，2008.

2. 健康福祉の問題と課題

2.1 現代社会の特徴

2.1.1 少子高齢社会

現在の日本社会の大きな特徴は，少子高齢社会である．しかも，他の先進国に比べ，急速に高齢化が進んだことも，大きな特徴である[1)*1)]．総務省の統計[2)]によると，1970年に年少（0～14歳）人口が23.9％，老年（65歳以上）人口が7.1％だったものが，2005年には年少人口13.7％，老年人口20.1％となった（図2.1）．そして，今後，ますますその状況は進み，2050年には年少人口8.6％，老年人口39.6％となること[3)]が推計されている．

> [*1)] 高齢化社会（国連が定める，全人口に対し65歳人口の占める割合が7％を超えた社会）から，高齢社会（同様に14％を超えた社会）になるまでにかかった年数は，フランス115年，スウェーデン85年，ドイツ40年に比べ，日本は1970～1994年のわずか24年であった．2006年には，高齢化率が20.8％に達し，5人に1人が高齢者となり，急速な高齢化が進行している．

少子高齢化とは，子どもの数が減少し，高齢者の数が増加することであるが，これには以下の問題を含んでいる．少子化は，労働力人口の減少による労働生産性の低下，消費の低下を引き起こし，高齢化は，年金，介護，医療などの社会保障の負担を増大させる．このことは，生産年齢（労働力）人口で年少人口と老年人口を支えていかなければならないため，働ける世代[*2)]の経済的負担が増大し，いずれ現在の社会システムが崩壊する危険性をはらんでいる．

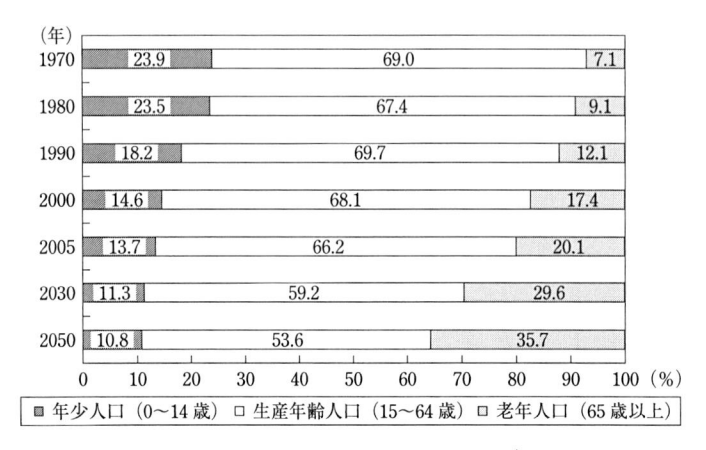

(年)	年少人口(0〜14歳)	生産年齢人口(15〜64歳)	老年人口(65歳以上)
1970	23.9	69.0	7.1
1980	23.5	67.4	9.1
1990	18.2	69.7	12.1
2000	14.6	68.1	17.4
2005	13.7	66.2	20.1
2030	11.3	59.2	29.6
2050	10.8	53.6	35.7

図 2.1 年齢3区分別人口構成割合(総務省統計局,2005[2])(2005年まで),国立社会保障・人口問題研究所,2007[3])(2030年以降)を改変)将来推計も含む.

さらに,家族の形態を多様化させ「家族」という概念そのものを変化させる可能性があることと,子ども同士の交流機会の減少により,子どもの発達を妨げることにもなる.

[*2)] 15歳未満の年少人口と65歳以上の老年人口を除いた15〜64歳の生産年齢人口.

　少子化の直接の要因として,未婚化・晩婚化の進行,夫婦の出生力の低下があげられ,その背景には,女性の社会進出に伴う仕事と子育てが両立できる環境整備の遅れ,女性の高学歴化,育児の心理的・肉体的負担,教育費をはじめとする子育てコストの増大[4)]がある.高齢化の要因としては,医療技術の進歩や医療環境の整備,社会保障制度の充実などを背景とした平均寿命の延伸がある.政府は,少子高齢化に歯止めをかける対策として,1990年代半ばからエンゼルプラン[5)]や新エンゼルプラン[6)*3)],2005年度から子ども子育て応援プランといった子育て支援策を展開しているが,現在のところ顕著な成果はあがっていない.

[*3)] 政府が策定した保育サービスおよび子育て支援サービスの充実を内容とした少子化対策の具体的実施計画.1996年エンゼルプラン,1999年新エンゼルプラン.

2.1.2　都市化，情報化，国際化，省力化

現代社会の特徴として，少子高齢化のほかにも，わが国では次のような特徴がみられる．

a. 都市化

産業や人口が都市に集中し，地方が徐々に過疎化し，寂れていくという現象である．都市部に人口が集中することにより，都市部は開発され，自然が少なくなり，子どもたちの自由なあそび場も減少する．しかしながら，最近では，そういった都市部に産業が集中する効率主義に反発し，脱サラやスローライフ等，都会を離れて田舎の暮らしを望む人も徐々に増えてきている．

b. 情報化

近年のインターネットの普及による情報の発達はめざましく，多くの情報を一度に得ることができる．その反面，様々な情報が入りすぎて，情報に惑わされることも多いため，必要な情報を識別すること（メディアリテラシー）も必要である．

c. 国際化

情報・交通手段の発達により，いっそう国際化が進んでいる．グローバル時代とも言われ，産業，経済も国内だけではなく，国境を越えて展開されている．通信の発達により，海外の情報もリアルタイムで入るようになった．

d. 省力化

科学技術の発達により，多くの物が機械化，デジタル化され，便利になってきた．しかし，合理的な便利さの反面，自分で苦労して体験して得ることのできる達成感や充実感を味わうことが少なく，実体験の喪失がみられる．

これらの特徴は，プラス面も多いが，マイナス面も少なくない．科学技術の進歩や社会システムの変化は，私たちに様々な恩恵をもたらし，生活はたいへん便利になったが，その反面，虐待，いじめ，学級崩壊，自殺，凶悪犯罪の低年齢化，老人の孤独死など，社会問題も多く，社会的なストレスは大きくなっていると考えられる．

2.1.3　価値観の変化

社会の変化とともに，人々の意識も変わり，価値観も変化してきた．これま

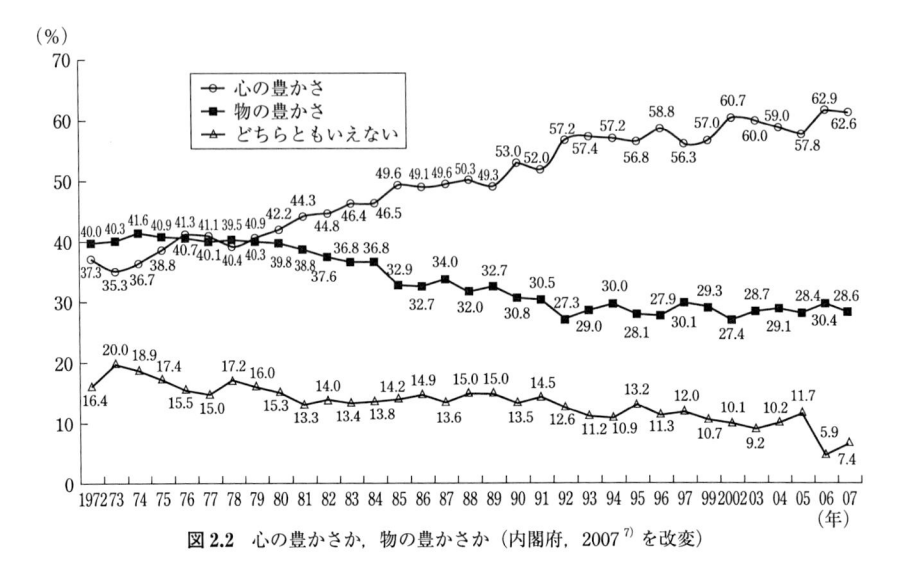

図2.2 心の豊かさか，物の豊かさか（内閣府，2007[7]）を改変）

でのような経済優先の効率主義ではなく，よりいっそう，人間同士のつながりや心の交流などの精神的なものに価値を見いだす人が増えてきた．

「豊かさ」についての価値観も変化し（図2.2）[7]，高度経済成長時代では「物の豊かさ」が「心の豊かさ」を上回っていたが，1980年代以降，それが逆転し徐々に差が拡がってきている．物のない時代は，「物を多く保有する」といった目に見える物量的，経済的な豊かさを欲していたが，物の豊かな時代になると，「有意義で充実した時間を過ごす」等の目に見えない精神的な豊かさを求めるようになってきた．パラリンピックやスペシャルオリンピックスの報道など，障がい者が頻繁にマスメディアに登場するようになり，一般の人々の障がい者に対する認識が変化したり，阪神・淡路大震災以降，ボランティア活動が普及したりしていることは，精神的な豊かさをもった人が増えてきていることの証しである．

しかしながら，一方では虐待やいじめ，自殺の増加など，精神的なストレスや人間関係の希薄化などの心の豊かさの欠如による様々な問題が増加しているのも事実である．これらのことは，日本が全体的には豊かになったが，実際は経済的にも精神的にも富める者とそうでない者との格差が拡がったことを示しているのではないかと考えられる．物量的な豊かさより，精神的な豊かさを求

めるようになった今日，余暇を充実させ，人生にどのような"生きがい"をもつかということが，たいへん重要なことになってくる．

2.2 余暇と現在の余暇施策

余暇とは，余った暇と書くが，実際には余った時間ではなく，生活に潤いをもたらす大切な時間である．1日の生活時間を活動内容で大きく分けると，生理的時間（睡眠，食事など），労働時間（仕事，家事など），余暇時間となる[8]．以前は，労働が生活の中心であったため，働くことが価値あるものであって，余暇はその労働を円滑にするための手段としての存在でしかなかった．そのため，休日は家でごろ寝をして，1週間の疲れを癒し，翌日の仕事に備えるという人も多かった．しかし，近年では，余暇自体が目的になっており，余暇にやりがいをみつけ，生きがいを見いだすようになってきた．

2.2.1 余暇時間

1日の活動時間の中では，生理的時間は大幅に変化しないため，余暇時間は労働時間に影響される．高度経済成長後，経済大国となった日本に対し，先進諸外国から労働時間の長さを指摘され，政府は労働時間の短縮に努めた．その結果，週休2日制が実施され，祝日も増え，ハッピーマンデー制度[*4]も施行された．そういった施策の効果が現れ，2004年の年間総労働時間は，先進諸外国にかなり近づいた[9][*5]．2006年の社会生活基本調査[8]によると，生理的時間10時間37分，労働時間7時間00分，余暇時間6時間23分であった．

[*4] 2000年に施行された「国民の祝日に関する法律の一部を改正する法律」で，週休2日制が定着した現在，祝日を月曜日に移動させて3連休にし，国民に充実した余暇を過ごしてもらおうという趣旨で制定された．現在，「成人の日」「体育の日」「海の日」「敬老の日」が対象となっている．

[*5] 製造業生産労働者の所定内労働時間は，日本：1979時間，アメリカ：1709時間，イギリス：1758時間，フランス：1538時間，ドイツ：1525時間である．しかし，所定外労働時間を加えると，日本：1996時間，アメリカ：1948時間となる．

2.2.2 余暇活動

　現代における余暇活動の特徴は，情報受信型と脱日常自然志向型である．また，新しい流れとして，社会志向型もみられる．

　2003年度の世論調査[10]では，平日の自由時間の過ごし方として，「テレビ，ラジオ，新聞，雑誌などの見聞き」が65.5％と最も多く，次いで「家族との団らん」29.6％，「何もしないでのんびりする」29.5％となっている．休日の過ごし方も同様の傾向であるが，「飲食・ショッピング」「日帰り行楽」や「旅行」もみられる．平日，休日ともに，情報受信型の余暇が最も多く，「家族との団らん」も含め，家庭で過ごす余暇が多い．さらに，最近では，パソコンの普及によりインターネットを楽しむ人が増え，自宅にいながらにして，様々な情報を得ることができるようになった．しかし，これら情報受信型の余暇活動は，受け身的，非活動的で，人や社会との接触も少ないため，健康福祉の視点からは，すべてが望ましい余暇活動とはいいがたい．

　一方，ハッピーマンデー制度も導入され，休日の余暇については，温泉や観光地への旅行，キャンプやスキー，スノーボード等のアウトドアスポーツやグリーンツーリズム[*6]といった脱日常自然志向型の余暇もみられる．さらに，ボランティア活動のような社会志向型余暇活動を行う人もおり，余暇活動も多様化をみせている．これらの活動は，行動的で，社会との接点も多い活動である．

　　[*6] グリーンツーリズムとは，長期バカンスを楽しむ人が多いヨーロッパで普及している余暇活動で，農山漁村地域に滞在し，農林漁業体験などを通じ，その地域の自然，文化，人々との交流を楽しむ滞在型余暇活動である．

2.2.3 余暇（あそび）に対する意識の変化

　これまで，日本人は，勤勉さや真面目さを美徳としてきたため，余暇（あそび）はよいイメージではとらえられていなかった．しかし，2007年度の世論調査[7]では，今後の生活で力を入れたい面として，「レジャー・余暇」（35.1％）をあげた人が最も多かった．また，現在の生活での充実感を感じる時として，「家族団らんの時」（47.9％），「ゆったりと休養している時」（41.9％），「友人や知人と会合，雑談している時」（41.5％），「趣味やスポーツ

に熱中している時」（41.3％）といった余暇活動をあげた人が多く，「仕事に打ち込んでいる時」をあげた人は，30.9％であった（複数回答）．

約30年前の同じ調査[11]と比較すると，「家族団らんの時」「仕事に打ち込んでいる時」は，ほとんど変わらないが，「ゆったりと休養している時」「友人や知人と会合，雑談している時」「趣味やスポーツに熱中している時」は20％以上，増加していた．すなわち，生活の中での充実感を余暇の中で感じている人が増えており，今後の生活で余暇に力点をおく人が多いことからも，余暇の重要性が認識されていると考えられる．

2.2.4 現在の余暇施策

現在の余暇に関連する行政施策としては，「スポーツ振興法」（1961年），「総合保養地域整備法」（1987年），「農山漁村滞在型余暇活動のための基盤整備の促進に関する法律」（1994年），「国民の祝日に関する法律の一部を改正する法律」（1998年）などがある．

「スポーツ振興法」は，東京オリンピックの開催にあたり，開催の3年前，国民のスポーツに対する関心を高め，スポーツの振興とそのための環境整備に努めることを目的として，制定された．

「総合保養地域整備法」は，一般にリゾート法と言われ，日本経済が発展を遂げたバブル経済期に制定され，良好な自然条件を有する地域において，国民が滞在型余暇活動を行うための施設などの設置を民間の力を借りて行おうとしたものである．日本全国で様々な開発が計画・実行されたが，当初から環境破壊や余暇実態に即していない等の批判も多く，現在では廃止や見直しを迫られているところが多い．

「農山漁村滞在型余暇活動のための基盤整備の促進に関する法律」は，主として都市部の住民が余暇を利用して農山漁村に滞在し，農林漁業の体験をし，農林漁業に対する理解を深めて，ゆとりのある国民生活の確保と農山漁村地域の振興に寄与することを目的としたもので，全国で様々な地方自治体が，グリーンツーリズムに取り組んでいる．

「国民の祝日に関する法律の一部を改正する法律」は，ハッピーマンデー制度と言われるもので，週休2日制が定着した現在，祝日を月曜日に移動させる

ことによって,土,日曜日をあわせた3連休にし,余暇を有効に過ごすという趣旨で制定された制度である.

それぞれの施策には,制定された時代の社会背景が影響しており,いずれも余暇活動の促進が目的に含まれているが,効果がみられたものばかりではない.

2.3　今日の健康福祉の問題

これまで,健康科学に関しては,主に健康の身体的側面に重点をおいた自然科学的なアプローチが中心であり,社会福祉学に関しては,主に障がい者や子ども,高齢者などの社会的弱者を対象として,差別や偏見からの養護,人権の獲得など,人文・社会科学的なアプローチが中心であった.しかしながら,今日の複雑化した社会においては,健康問題も,社会の現状や方向性,人々の志向性などとも大きく絡んでいるため,国の政策や行政施策などの社会システムをも含めて考えていかねばならない.

そのような視点をふまえ,健康福祉学とは,すべての人が健康で,幸せな,充実感のあるいきいきとした生活を送るためにどうすればよいかということを,家族や地域,行政なども含めて考えていくことである.さらに,充実感のあるいきいきとした生活を送るためには,どのような「生きがい」をもつかということが重要であり,社会的弱者である障がい者や子ども,高齢者にも,生きがいをもてるいきいきとした生活を保障しなければならない.

そこで,2006年に施行された「障害者自立支援法」から,その問題点を探ってみる.この法律の基本理念は,障がい者の自立を促し,健常者と同様な社会生活を営むようにさせようというものである.これまで障がい者は,社会の偏見や差別を受けることが多かったため,差別の撤廃を訴えてきた.その成果があって,ノーマライゼーションやバリアフリーが浸透し,障がい者の社会参加が増えてきた.しかしながら,社会参加の機会は増えても,健常者と全く同じようにはいかない.例えば,近年,社会参加の機会が増加した身体障がい者においても,下肢に障害があって車椅子が手放せなければ,身体労働には就きにくく,就労の選択肢が限られてしまう.ましてや,精神障がい者,知的障

2.3 今日の健康福祉の問題

い者にとっては，社会参加は限定される．障がい者は，障害があるため，健常者に比べ，それなりのハンディキャップが存在するのが事実である．

したがって，どんなに社会が成熟しようと，障がい者には障がい者であるがゆえの権利が認められて当然である．それは，差別とか偏見ではなく，社会的弱者に対する当然の権利である．この法律は，障がい者支援に対する国の経済的負担が大きいため，障がい者自身にも負担を依頼するものである．そうであるならば，一方で，健常者と差別なく障がい者の就労が可能となり，収入が確保され，生活が安定するという状況が必要である．収入はないが，自立だけしなさいという状況では，障がい者の生活を苦しめるだけのものとなる．行政は，障がい者が健常者ではない点に配慮し，障害のレベル，種類といった個々の状況により，柔軟に対応した支援をすべきである．それは，少子化，高齢者に対する政策においても，同様である．障がい者や高齢者も含んだすべての人が，幸せで安定した生活を送るための環境整備には，まだ時間を要する．

また，現代社会の特徴にも，健康福祉の問題はみられ，少子高齢社会により，働ける世代の経済的負担が多くなり，高齢者に対しても，医療費や年金制度の改正により，これまでより多くの負担を強いることになっている．そして，少子化対策もあまり成果があがっていないことに加え，子どもに対する虐待や犯罪も急激に増加しており，子どもから高齢者まですべての人に厳しい社会となりつつある．

さらに，人々の意識の中にも，健康福祉にとっての問題点が存在し，都市化，情報化，国際化，省力化が進み，生活をするには非常に便利になってきた半面，本当の意味で大切なことを忘れかけている．便利であるから，苦労を知らず，苦労して得ることのできる喜び，達成感といったことを感じることが少なく，そういったことが，人々の生活の満足感にも影響している．便利であるがゆえに，少しのことで幸せを感じることが少なくなり，人間関係が殺伐としているために，満足することが少なくなり，これまでにない犯罪の誘発にもつながっている．物がない時代は，生活がしにくくても，少しのことで満足感を得ることが多かったが，便利になった現在，人々の中に，不満を感じることが多くなっている．これらのことから，健康福祉問題に対する早急な行政対策が望まれるとともに，国民の意識も変革が必要である．

2.4 生 き が い

　健康福祉社会を実現するためには，個人個人が「生きがい」をもつということがたいへん重要になってくるが，さて，「生きがい」とは何であろうか．
　「生きがい」とは，人が人らしく生きるために欠かせないものである．人間は生きもの（動物）として，摂食し，排泄し，適度な運動と睡眠をとれば，生物学的には生存可能である．しかしながら，それでは人間らしい生活を営んでいるとはいえない．人が人らしく生きるためには，「生きがい」が大きな要素を占めている．「生きがい」は，人それぞれであるが，「生きる喜び」であったり，「生きていくための楽しみ」であったり，「夢」であったり，「目標」であったりして，人々の生活に張りをもたらす存在である．
　具体的には，将来の夢であったり，子どもの成長であったり，おいしい食事であったり，趣味であったり，ペットであったり，庭に植えた花であったり，あるいは近隣の友人に会うことや知人との会話を楽しむことであったりする．一人暮らしのお年寄りにとっては近所の人に，毎日「おはよう」とあいさつをするだけでも，その人にとっての生きがいになっているかもしれない．どんなに小さなことでも，その人にとって，生きていく上での喜び・楽しみであれば，それは「生きがい」となる．人によっては，「生きがい」がなくなれば，生きていく価値がなくなると考え，生きる希望をなくし，自ら生命を絶つという選択をする人もいるかもしれない．
　生きがいの中身は，人それぞれであるが，いずれにしても，その人にとって生きる上での支えになっていることに違いはない．とくに，障がい者や高齢者にとっては，生活の中で「生きがい」の重要性は高く，生きる希望となっている．健康福祉の視点からいえば，生きがいが最も必要であり，今後の健康福祉の課題は，すべての人が「生きがい」をもち，生きる希望のもてる社会，いきいきとした生活を送れる社会にすることである．

2.5 住宅構造と高齢者の転倒

　2003年の人口動態統計[12]によると，65歳以上の高齢者の転倒転落による死亡では，その半数が，つまずきおよびよろめきによる同一平面上での転倒である．

　高齢者は，筋力，視力，判断力，平衡機能の低下により転倒しやすい．また，足関節の動きが鈍くなり，つま先が上がりにくいため，小さな段差でつまずきやすい．高齢者は，転倒・転落により容易に骨折し，そのまま寝たきりになる例が少なくない．

　高齢者では，加齢とともに住宅内での転倒が増加している．また児玉（2005）[13]らの調査では，住宅内事故の発生場所をみると，寝室と居間で48.6％を占めており，以下，ポーチ，廊下，玄関ホール，浴室，トイレ，台所などであった．

　高齢者の住宅内における転倒事故を減らすために，住宅改修の必要性が指摘されている．1995年には，今後建設される住宅の指針として，「長寿社会対応住宅設計指針」[14]が策定され，以下の内容があげられている．
- 玄関，便所，浴室，居間，高齢者などの寝室はできるかぎり同一階に配置
- 住戸内の床は，原則として段差のない構造
- 階段，浴室には手すりを設置または設置準備
- 通路，出入り口は介助用車いすの使用に配慮した幅員（通路78 cm以上，出入り口75 cm以上）
- 階段の勾配，形状などの安全上の配慮
- 便所，浴室はできるかぎり介助可能な広さを確保

　一方，高齢者自身が転倒の危険に対する意識をもって生活することも必要である．廊下や居間には使わないものを置かない，新聞や衣類などを床に散らかさないように収納場所を決め，整理整頓を心がける．電気器具のコードは部屋の隅を通す，スリッパは脱げやすいので，滑り止めのついた靴下を履く等である．

【文　　献】

1) 内閣府：平成19年版　高齢社会白書，2007.
2) 総務省統計局：国勢調査，2005.
3) 国立社会保障・人口問題研究所：日本の将来推計人口，2007.
4) 内閣府：少子化社会白書（平成19年版），2007.
5) 厚生労働省：今後の子育て支援のための施策の基本的方向について（エンゼルプラン），1996.
6) 厚生労働省：重点的に推進すべき少子化対策の具体的実施計画について（新エンゼルプラン），1999.
7) 内閣府：国民生活に関する世論調査，2007.
8) 総務省：社会生活基本調査，2006.
9) 厚生労働省：厚生労働白書（平成19年度），2007.
10) 内閣府：自由時間と観光に関する世論調査，2003.
11) 内閣府：国民生活に関する世論調査，2007.
12) 厚生労働省：平成15年度　人口動態統計年報主要統計　第18表　家庭内における主な不慮の事故の種類別にみた年齢別死亡数・構成割合，2003.
（http://www.mhlw.go.jp/toukei/saikin/hw/jinkou/suii03/deth18.html）
13) 児玉桂子：高齢者の転倒予防のための住環境，老年精神医学雑誌　**16**，941-746, 2005.
14) 国土交通省：長寿社会対応住宅設計指針，1995.（http://www.jaeic.or.jp/hyk/sisin.htm）

3. ライフステージと健康福祉

3.1 乳児期の健康福祉

3.1.1 少子化による子育て環境への影響と乳児の健康

　子どもの全般的な発達にとって養育者の影響が大きいことは言うまでもないが，子どもの生活リズムを整え，健康を維持・増進するためには，主な養育者となることの多い母親の育児行動・意識が，とくに重要な役割をもっている[1,2]．子どもの心身状態と母親に関する要因が最も強い相互関係を示していることを明らかにした川井ら（1992）[3]の研究では，第1の要因は，母親の心身状態であるとしている．子どもの状態と母親の心身状態の双方がよいものは81％，双方とも状態の悪いものは91％に上り，極めて強い相互関係があった．また，母親の自分自身の状態への満足度が，第2の要因としてあげられている．母親と子どもの双方の満足度が高いものは87％，どちらも低いものは48％であり，母親の自己評価と子どもの状態は，重要な関係要因であることが示された．

　わが国の1人の女性が一生に産む子どもの数の平均値である合計特殊出生率の推移をみると，戦後直後のベビーブーム期の1947年には4.32であったものが，その後は低下し，2005年には1.26と戦後最低の水準を記録した．2006年には1.32に上昇したものの，総務省「人口推計（2007年10月1日現在）」によると，65歳以上の老年人口が21.5％となっているのに対し，0～14歳の年少人口が13.5％となっており，わが国の人口構造はますます少子高齢化が進行し

ている[4]．この少子化の原因と親を取り巻く環境の変化との関係について，① 従来のような3世代同居が減り，地域社会における相互扶助も希薄になっている中で，夫も仕事が忙しすぎて，家庭内や地域で子育てに関わる人や時間の制約が顕著になってきている，② 女性の就業率増加，未婚化，晩婚化が出産・子育てを難しくしている，③ 経済面において，教育費をはじめとする子育てのための費用負担や住宅事情を考えると出産に踏み切ることは困難，といった指摘[5]がなされている．

① の要因の結果，6割以上の母親が出産して，初めて乳幼児と直接関わっているという山本ら（1999）[6]の研究結果からも示されるように，小さい子どもとの接触体験が乏しいまま，親になる男女が増えてきた．このことは，若い親たちが子育てに関する知識や技術が不十分なまま，子育てをしなければならないことを意味している．そして，母親が一人で育児に専念することが一般化するようになり，育児上の負担感や不安感，虐待傾向をもつ母親の増加，一方で必要以上に子どもに関わる母親たちの増加[7]につながっている．さらに，② や ③ の要因が，親の生活リズムの乱れ，イライラ感，生活への不満感，および，そのような自分への嫌悪感などのマイナス意識[8]を招来している．

少子化社会の中で，少ない子どもを大切に育てたいとする一方，夜型化，食生活の偏りに代表される親の健康管理意識の低下と生活リズムの乱れや，乳児期に多い心配事である湿疹，鼻閉・鼻汁，発熱，下痢，嘔吐，哺乳，不眠・夜泣き等の保健医療関係の基本的知識の欠如[9〜12]が，乳児期の子どもの健康と健やかな発達に影響を及ぼしている．このような状況を鑑みるならば，乳児の健康福祉は，これから子どもを出産し，育てることになる母親とその母親を支える父親・家族のあり方にかかっているといえる．そこで，次に，その養育者を支援する大きな役割を担う母子保健事業と福祉サービスについて概説する．

3.1.2 母子保健事業と福祉サービス

1948（昭和23）年，「児童福祉法」が施行され，これらに基づき，同年9月に「母子衛生対策要綱」が定められ，妊産婦および乳幼児の保健に関する根本方針が示された．その内容は，妊産婦手帳制度が母子手帳制度として続いたのをはじめ，保健所において妊産婦，乳幼児の保健指導や健康診査を行うこと

等，母子保健対策の基本的指針は戦前の方針がそのまま引き継がれた．また，1951（昭和26）年の児童福祉法の改正により，保健所業務に身体に障害のある児童に対して療育の指導を行うこと等が追加．さらに，1958（昭和33）年に未熟児対策，1961（昭和36）年に新生児訪問指導，3歳児健康診査が追加されたほか，法とは別に母子健康センターの設置，妊産婦の訪問指導などの事業が年々実施に移された．

　1965（昭和40）年の「母子保健法」は，母子保健の基本理念を明らかにし，国および地方公共団体の責務を規定するほか，① 母子保健に関する知識の普及，② 保健指導，③ 訪問指導，④ 健康指導，⑤ 栄養摂取に関する援助，⑥ 妊娠の届出，⑦ 母子健康手帳，⑧ 養育医療，⑨ 母子健康施設（母子健康センター）等について規定しており，母子保健に関する体系的，総合的施策の基本法となった．その後，1969（昭和44）年から妊婦の，そして，1973（昭和48）年から乳児の医療機関で行う健康診査，1974（昭和49）年からは小児慢性特定疾患治療研究事業，1977（昭和52）年から先天性代謝異常検査・1歳6か月健康診査，1979（昭和54）年からクレチン症検査の追加，1985（昭和60）年から神経芽細胞腫検査・B型肝炎母子感染防止事業，1987（昭和62）年から1歳6か月児健康診査（心理および精密検査の追加），1990（平成2）年から3歳児健康診査に視聴覚検査を追加，1996（平成8）年から妊婦の医療機関で行う健康診査に35歳以上の妊婦に対する超音波検査を追加するなどの施策が実施されることとなった．そして，1994（平成6）年からは，地域保健法の全面施行に伴い，従来都道府県が実施していた主な母子保健事業が市町村に移管され，より頻度の高い一次的サービスが実施されている[13,14]．

　図3.1は，岡山県の2005年度の母子健康事業の体系[13]を示したものである．このように，心身ともに健全な人づくりの基本として，母親と乳幼児の健康の保持促進に重点をおき，母と子の健康をつくるための婚前・新婚教育をはじめ，家族計画，妊産婦，乳幼児の健診および保健指導など，思春期から結婚，出産，育児と一貫した諸施策が推進されている．以下に，母子の健康保持および増進に寄与している主な母子保健事業（① 〜 ⑪）と福祉サービス（⑫ 〜 ⑮）をあげる．

3. ライフステージと健康福祉

思春期 ── 思春期電話相談 ── エイズ・STD・性教育出前講座
　　　　　　　　　　　　　　 中学生と乳児とのふれあい体験事業

妊娠 ── 親子(母子健康)手帳交付 ── 若年妊婦訪問指導
　　　　「子育てのしおり」配布
　　　　妊婦健康相談 ── ハイリスク妊産婦連絡票
　　　　妊婦健康診査(委託方式)2回 ── 育児支援家庭訪問事業
　　　　妊婦B型肝炎HBs抗原検査
　　　　妊婦超音波検査(35歳以上)1回
　　　　マタニティスクール
　　　　パパママスクール

出生 ── 妊産婦訪問指導 ── 多胎児訪問
　　　　　　　　　　　　 未熟児訪問
　　　　先天性代謝異常等検査 ── 低出生体重児・ハイリスク新生児訪問連絡票
　　　　新生児聴覚検査
　　　　新生児訪問指導
　　　　乳児健康診査(委託方式) ── 要経過観察乳幼児連絡票
　　　　12か月までに2回 ── 要経過観察乳幼児
　　　　3〜5か月で1回
　　　　7〜8か月で1回
　　　　乳児健康診査(集団方式)
　　　　3〜4か月,7〜8か月,11〜12か月
　　　　4か月,10か月
　　　　　　　　　　親子いきいき教室／乳幼児あゆみ教室／乳幼児こころの相談／子育て相談／発達相談・小児神経科／アレルギー予防教室
　　　　赤ちゃんすこやか相談
　　　　離乳食講習会 ── MCG(母と子のグループミーティング)

1歳〜 ── 子どもの歯の相談 ── 乳児院家庭復帰アフターフォローシステム

1歳6か月 ── 1歳6か月児健康診査 ── 1歳6か月児精密健康診査
　　　　　　　　　　　　　　　　 1歳6か月児休日健康診査

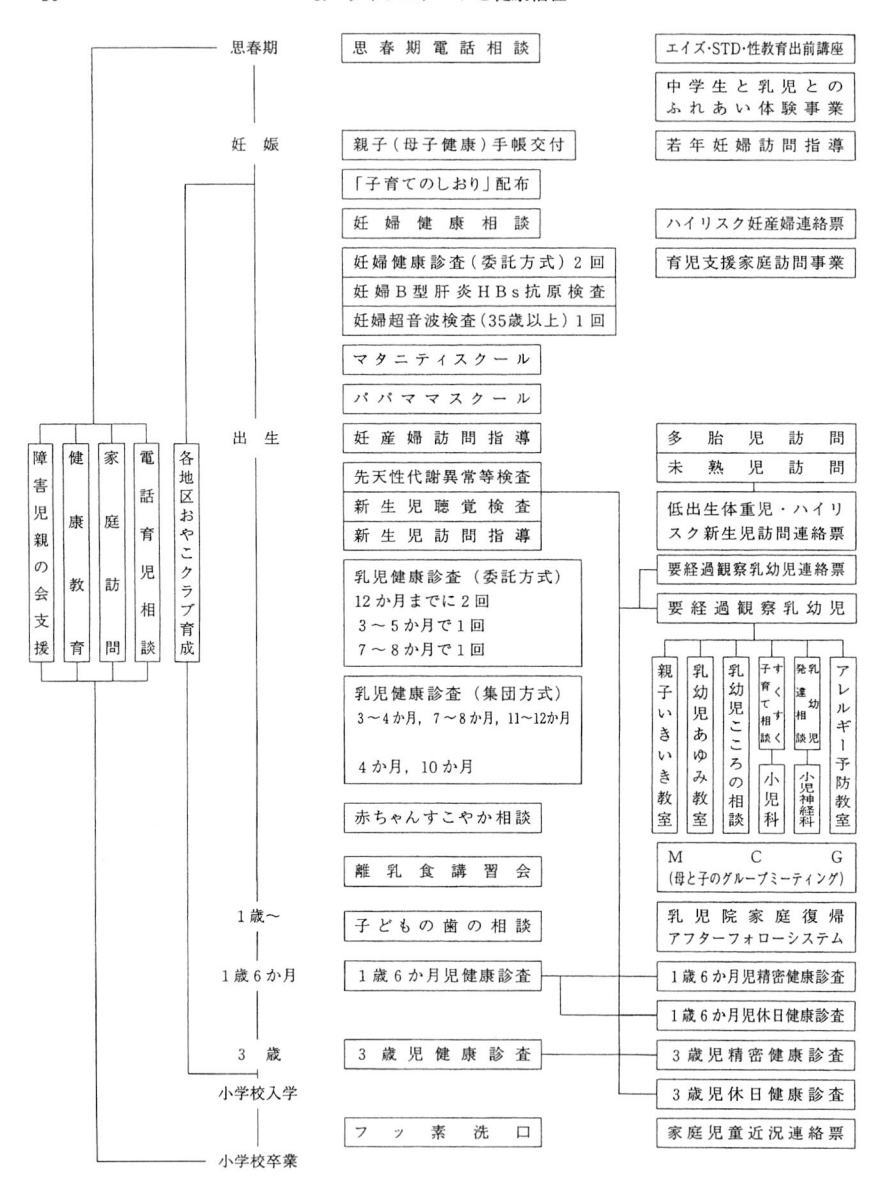

3歳 ── 3歳児健康診査 ── 3歳児精密健康診査
　　　　　　　　　　　　 3歳児休日健康診査

小学校入学 ── フッ素洗口 ── 家庭児童近況連絡票

小学校卒業

(左側共通: 障害児親の会支援／健康教育／家庭訪問／電話育児相談／各地区おやこクラブ育成)

図 3.1 母子保健事業の体系(岡山県保健福祉部健康対策課, 2005)[13]

① 親子（母子健康）手帳の交付

妊娠した女性は，ただちに保健センターか，区役所の市民課に妊娠届出書を提出し，親子（母子健康）手帳を交付されることになっている．この手帳は，妊産婦と子どもの健康記録および子育て支援に関する情報ガイドブックとして活用される．手帳交付時に妊娠中・産後の保健指導や妊婦教室の案内もある．

② 妊婦教室（マタニティスクール）とパパママスクール

妊婦を対象に保健指導，栄養指導，出産や子育てに向けての情報提供などが行われる．妊婦間の交流の場，出産後の育児仲間づくりにも利用される．保健センターで実施されることが多い．また，父親の育児参加を勧めるため，沐浴指導や子育て体験（抱き方，おむつ交換，衣服の着せ方）が行われている．

③ 妊産婦健康診査

市町村では，妊産婦・乳幼児健康診査，および医療機関に委託して行う各種健康診査（無料）を実施し，心身の異常の早期発見を図り，適切な指導を行っている．妊婦一般健康診査（前期・後期）については，医療機関で前期は，診察・尿検査・貧血・梅毒などの診査，B型肝炎ウイルスの母子感染を防止するためのHBs抗原検査が，後期は，診察・尿検査・貧血の検査が無料で行われている．

④ 乳児の健康診査の実施，および乳幼児発達相談指導

3～5か月児と7～8か月児に対し，発育状態について主に内科的健康診査が行われる．保育，栄養，歯科などに関する相談も受ける．乳児健康診査の結果，経過観察が必要な乳児に対しては，再検査，相談，指導・支援が実施されている．必要に応じ，要観察乳児の指導教室により，継続的な指導・支援が行われる．

⑤ 先天性代謝異常等検査

フェニールケトン尿症など，5疾患（先天性代謝異常）やクレチン症（先天性甲状腺機能低下症）がある場合，これを早期に発見して治療を行えば，心身障害の発生を予防できることから，血液によるスクリーニング検査を実施し，心身障害の予防対策の強化が図られている．

⑥ 神経芽細胞腫検査

主に6か月児の尿によるスクリーニング検査を実施し，神経芽細胞腫の早期

発見，治療を図る目的で行われていた．当事業による死亡率の減少効果が明確ではない一方，自然退縮する例に対して，手術をはじめとする治療を行う等の負担を考慮し，2004（平成16）年3月10日をもって廃止された．

⑦ 新生児聴覚検査

聴覚異常を早期に発見し，早期療育を開始するために自動聴性脳幹反応検査装置などによる新生児に対するマス・スクリーニング検査が実施されている．

⑧ アレルギー・喘息予防教室

4か月児健康診査，1歳6か月児健康診査および3歳児健康診査時に実施するアンケートにより，アレルギーや気管支喘息の発症のおそれが高い乳幼児に対して，予防教室や診察などの二次健診を行い，必要に応じて血液検査が実施される．

⑨ 歯科相談室

乳幼児・小児を対象に，歯科医師による歯科相談，歯科衛生士による歯みがき実習などが行われる．

⑩ 離乳食講習会

健全な発育と正しい食習慣の形成を図るため，離乳食の進め方についての講義と相談，調理実演が行われる．4か月児健康診査時に行われることが多い．

⑪ 親子いきいき教室（赤ちゃん広場・子育て教室・子育てサークル）

1歳くらいまでの乳児や，母親同士の交流・仲間づくり，子どもの遊ばせ方などを学ぶ場である．保健センターで，4か月児健康診査時に案内されることが多い．

⑫ 母子医療給付

（ア）各種医療給付

未熟児に対する療育医療および身体に障害のある児童を早期に発見し，早期治療を行うことにより，障害の除去または軽減を図り，生活能力が得られるように必要な育成医療などの給付が行われている．また，医療が長期にわたり医療費も高額となる小児の悪性新生物，慢性腎疾患，喘息など，小児慢性特定疾患に対し，医療費の患者負担分が公費負担とされている．

（イ）乳幼児医療費公費負担補助制度

乳幼児の健康増進を図るため，就学前乳幼児の入院にかかる医療費のうち，

自己負担分の8割額が公費負担される．

（ウ）ひとり親医療費助成制度

母子家庭または父子家庭・両親がいない児童などを養育している養育者・ひとり親家庭および，養育者に養育されている児童の保険証の自己負担を一部助成する制度である．児童の年齢は，18歳に達した日の属する年度の末日（3月31日）までである．また，障害がある場合は，20歳未満まで助成を受けることができる．

⑬ 児童手当（2007年4月～）

3歳未満の乳幼児については出生順位にかかわらず月額1万円，3歳以上小学校修了までの幼児・児童に対しては，一子と二子は1人につき月額5000円，三子以降は1万円が主に行政から支給される．ただし，年額860万円未満の収入という所得制限がある．

⑭ 保育所の案内

母親が就労，あるいは病気・看病などの理由で，家庭で十分な養育ができない場合，保護者に代わって乳児を養育する乳児院や保育所の紹介が行われる．

⑮ ひとり親家庭ホームヘルパー派遣

母子・父子家庭にホームヘルパーを派遣して，家事援助などが行われる．

これらのほか，女性センターや保健所などにおいて，不妊症への専門的相談，生涯を通じた女性の健康支援事業，乳幼児が睡眠中に突然死する「乳幼児突然死症候群：SIDS（sudden infant death syndrome）」対策，乳幼児健康支援一時預かり事業などの整備が図られている[15]．

3.2　幼児期の健康福祉

3.2.1　少子化による幼児の健康への影響

a.　少子化の原因とその背景にある要因

少子化とは，「出生率が低下し，子どもの数が減少すること」であり，1990年のいわゆる「1.57ショック」以降，頻繁に使われるようになった．少子化の原因は，晩婚化や未婚化の進展による夫婦の出生力の低下であると言われているが，その背景にある要因として，① 仕事と子育てを両立できる環境整備の

遅れや高学歴化，② 結婚・出産に対する価値観の変化，③ 子育てに対する負担感の増大，④ 経済的不安定の増大があげられる．とくに幼児のいる若年層では，理想の子ども数がもてない理由として，「子育てにはお金がかかる」「これ以上，育児の心理的・肉体的負担に耐えられない」「子どもがのびのび育つ社会環境ではないから」という理由をあげている[16]．

このような少子化の進行により，子育ち・子育て環境が大きく変化した．例えば，公園や空き地で多くの子どもたちが遊んでいるのを見かけることができなくなってきている．子どもの数が減少し，子ども同士で遊ぶ機会が少なくなったことは，子どもの仲間関係の形成，社会性の発達，そして，規範意識の形成に悪影響を与えていると言われている．また，子育て中の親は，子育てに関する知識や技術が不十分なまま，子どもを育てなければならない．親同士で情報を交換し，助け合う機会も少なくなってきている．さらに，父親の参加・参画が得られないまま，母親が一人で子育てに専念することが一般化し，子育ての責任が母親に集中するようになってきている．また，女性の社会的進出に伴い，働く母親には仕事・家事・子育てという過重な負担がかかってきている．

以上のように，かつては子どもを育み，守ってきた家庭・地域社会の子育て機能や教育力が低下し，その結果，子ども自身や親自身，さらに親子関係に関する問題が起こってきている[17]．幼児や幼児を育てている家庭には，どのような問題が起きているのだろうか．

b. 幼児の健康の問題：生命力の低下

前橋は著書『いま，子どもの心とからだが危ない』（2004）[18]において，近年の幼児の生活上の問題点を，健康面から以下のように指摘している．日中の戸外あそびがないこと，遅寝遅起き，運動不足による肥満，徒歩通園をしないため，精神力や持久力が低下していること，朝食をとらないため排便が不安定といった問題点が見つかり，幼児は朝から疲労を訴え，遊びたがらない状態になっている．遅寝遅起きの夜型の子どもの体温リズムは，普通のリズムより3〜4時間，後ろへずれ込んだリズムになっており，朝は眠っているときの低い体温で起こされて活動を開始しなければならないため，ウォーミングアップのできない状態で身体が目覚めず，動きが鈍くなるのである（図3.2）．

このような夜型の乱れた生活をくり返していると，幼児でもストレスがたま

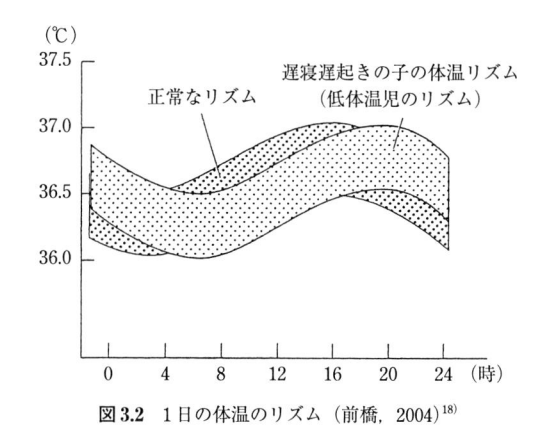

図3.2 1日の体温のリズム（前橋，2004）[18]

り，様々なからだの不調（頭痛，胃痛にはじまり，下痢，不眠，発汗異常や睡眠障害）が頻繁にみられるようになる．心身ともに疲れていくことで，自律神経系の機能低下やホルモンの分泌異常が起こるのである．生活リズムの混乱により，子どもの生命力そのものの低下が危惧される．

c. 家庭の問題：子育て負担感・不安の増大と児童虐待

家庭は，子どもが親や家族との愛情によるきずなを形成し，人に対する基本的な信頼感や倫理観，自立心などを身につけていく大事な場である．しかし，家族規模が縮小し，核家族が中心で，しかも近隣とのかかわりが希薄になっていく中で，相談相手や自分に代わって，短時間，子どもを預けられる人がいない等，周囲から適切な支援が受けられない場合には，とくに母親が子育てに対して孤立感や疲労感を抱き，場合によっては育児ノイローゼや児童虐待などを引き起こすこともある[16]．

2006年度の児童相談所における児童虐待相談件数は3万7323件で，全国統計が開始された1990年度の約34倍となった[19]．年齢別にみると「3歳～学齢前」が9334件（25.0％），「0～3歳未満」が6449件（17.3％）となっており，就学前の子どもがほぼ半数を占めている．また，主たる虐待者は，実母が2万3442件（62.8％）と圧倒的に多くなっている．母親の自分の子どもに対する虐待的傾向と母親の子育て不安との関連性を明らかにするために，0～15歳の子どもをもつ729人の母親を対象とするアンケート調査を実施した[20]．その結果，身体的虐待傾向，ネグレクト的虐待傾向および心理的虐待傾向のいずれも

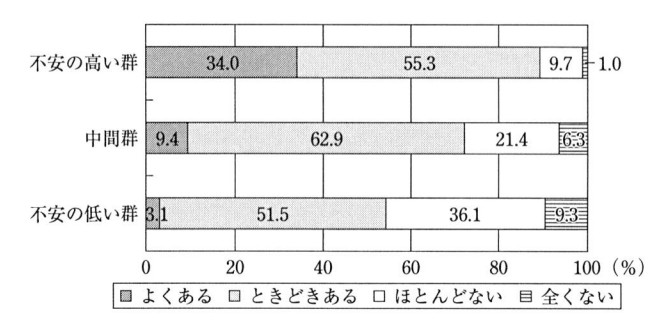

不安の高い群	34.0	55.3	9.7	1.0
中間群	9.4	62.9	21.4	6.3
不安の低い群	3.1	51.5	36.1	9.3

■ よくある　□ ときどきある　□ ほとんどない　☰ 全くない

図 3.3　子育て不安と身体的虐待傾向（八重樫, 2003）[20]
P<0.000.

子育て不安の高い群ほど虐待的傾向が高く，子育て不安の低い群ほど虐待的傾向が低いことが明らかになった．図 3.3 は母親の身体的虐待傾向と子育て不安の関係を表したものである．

3.2.2　幼児の心身の発達と子育て環境

1～5, 6歳，小学校就学前までを幼児期という．乳児期と幼児期の区切りは，個人差があるが，1～2年くらいで移行していく．幼児期は，運動能力が高まり，思考や言葉が発達し，基本的生活習慣が確立される時期である．幼児の生活が，家庭から保育所や幼稚園などの集団保育の場へと広がることによって，親や家族の限られた人間関係から，友だち関係へと広がり，社会性を獲得するようになる[21]．エリクソン（Erikson ; 1997）[22] によれば，幼児期は「自律性対恥・疑惑」（18か月～3歳頃）と「自主性対罪悪感」（3～5, 6歳頃）が発達課題となる時期とされている．幼児期は，乳児期の「基本的信頼」を基盤に，「自律」・「自主性」を獲得する時期であるが，これらの課題に失敗すると，恥・疑惑を抱く永続的性癖が生まれ，罪悪感につきまとわれることになる．このように，幼児期において，子どもが「生活世界」「人間」，そして「自分自身」をどうつかみ，どう意味づけるかということは，子どものその後の生き方に影響を与えるといえる．

「保育所保育指針」[23] では，子どもの発達過程をおおむね8つの区分としてとらえている．おおむね6か月未満，おおむね6か月～1歳3か月未満，おおむね1歳3か月～2歳未満，おおむね2歳，おおむね3歳，おおむね4歳，お

おむね5歳，おおむね6歳に区分し，発達の主な特徴を示している．子どもは，様々の条件により発達上の課題が異なってくるので，大人（保育士など）は，子ども自身の力を十分に認め，一人ひとりの発達過程や心身の状態に応じた適切な援助や環境構成を行うことが重要である．このことをふまえた上で，幼児の発達過程に留意した大人の関わり方について述べておきたい．

a. 1歳3か月～2歳未満児の発達の特徴をふまえた大人の関わり方

子どもは，この時期に歩き始め，手を使い，言葉を話すようになる．運動機能の発達がめざましく，生活空間が広がり，子どもはこれまでに培われた安心できる関係を基盤として，目の前に開かれた未知の世界の探索行動に心をそそられ，身近な人や身のまわりにある物に自発的に働きかけていくようになる．

保育士や教師など，大人は子どもの生活の安定を図りながら，子どもが自分でしようとする気持ちを尊重することが大切である．子どもは，自分の気持ちをうまく言葉で表現できなかったり，思い通りにいかなかったりすることによって，ときには大人が困るような行動をとることもある．これは，子どもの発育・発達の過程として理解し対応する必要がある．また，歩行の確立により，さかんになる探索活動が十分できるよう環境を整え，応答的に関わっていくことも重要になってくる．

b. 2歳児の発達の特徴をふまえた大人の関わり方

子どもの歩行の機能はいちだんと進み，走る，跳ぶ等の基本的な運動能力が伸び，体を自分の思うように動かすことができるようになる．同時に指先の動きも急速に進歩する．発声，構音機能も急速に発達して，自分のしたいこと，してほしいことを言葉で表出できるようになる．このような発達を背景に，行動はより自由になり，行動範囲も広がり，他の子どもとのかかわりを少しずつ求めるようになる．

このように，全身運動，手や指などの微細な運動の発達により，探索活動が盛んになるので，安全に留意して十分活動できるようにする必要がある．生活に必要な行動が徐々にできるようになり，自分でやろうとするが，ときには甘えたり，思い通りにいかないとかんしゃくを起こす等，感情が揺れ動く時期であり，それは自我の順調な育ちであることを理解して，一人ひとりの気持ちを受け止め，さりげなく援助することが大切である．また，模倣やごっこあそび

の中で，保育士や教師など，大人が仲立ちをすることにより，友だちといっしょに遊ぶ楽しさをしだいに体験できるようにしていかねばならない．

c. 3歳児の発達の特徴をふまえた大人の関わり方

この時期の子どもの基礎的な運動の能力は，いちおう育ち，話し言葉の基礎もでき，食事・排泄などもかなりの程度，自立できるようになってくる．また，一人の独立した存在として行動しようとし，自我がよりはっきりしてくる．他の子どもとの関係が子どもの生活，とくにあそびにとって重要なものになってくる．「なぜ」「どうして」等の質問がさかんになり，ものの名称やその機能などを理解しようとする知識欲が強くなり，言葉はますます豊かになってくる．

このように，心身ともにめざましい発育・発達をするので，それだけにていねいな対応が求められる．自我がはっきりしてくるものの，それをうまく表現や行動に表すことができないところもあり，一人ひとりの発達に注目しながら優しく受け止める配慮が必要である．

d. 4歳児の発達の特徴と大人の関わり方

この時期の子どもは，全身のバランスをとる能力が発達し，体の部分がかなり自分の意のままに使えるようになり，体の動きがたくみになる．また，各機能間の分化・統合が進み，話しながら食べる等，異なる2種以上の行動を同時にとるようにもなる．このような過程をたどりながら，全体として1つにまとまり，自我がしっかり打ち立てられ，自分と他人の区別もはっきりし，友だちをはじめ，人の存在をしっかり意識できるようになる．

友だちといっしょに行動することに喜びを見いだし，一方で，けんかをはじめ，人間関係の葛藤にも悩むときであり，したがって，集団生活の展開にとくに留意する必要がある．また，心の成長も著しく，自然物への興味・関心を通した感性の育ちに注目しなければならない．

e. 5歳児の発達の特徴と大人の関わり方

この時期の子どもは，日常生活の上での基本的な習慣は，ほとんど自立し，自分自身でできるようになり，運動機能もますます伸び，運動を喜んで行い，なわとびもできるようになる．内面的にもいちだんと成長し，自分なりに考えて納得のいく理由で物事の判断ができる基礎が養われてくる．また，行動を起

こす前に考えることもできるようになり，自分や他人を批判する力も芽生えてくる．手伝いも，はっきりと目的をもって行うことが多くなり，しかも，その結果についても考えが及ぶようになる．また，この頃になると，よりいっそう仲間の存在が重要になる．言葉を主体として遊んだり，共通のイメージをもって遊んだりすることもできるようになる．互いに相手を許したり，認めたりする社会生活に必要な基本的な能力を身につけるようになり，仲間の中の一人としての自覚や自信がもてるようになる．

毎日の幼稚園や保育所の集団生活を通して，自主性や自立性が育つ時期である．さらに集団での活動も充実し，決まりの意味も理解できる．また，大人の生活にも目を向けることができるときである．このように，社会性がめざましく育つことに留意しなから，子どもの生活を援助していくことが大切である．

f. 6歳児の発達の特徴と大人の関わり方

子どもの細かい手や指の動きは，いちだんと進み，他の部分との協応もうまくできるようになってくる．また，全身運動もよりなめらかになり，快活に飛びまわるようになる．心身ともに力が満ちあふれ，自分の欲求がどんどん膨らんでくるが，これは，今までの体験を通して自信や予想・見通しをたてる能力が育ってきているからである．この頃になると，大人のいいつけに従うよりも，自分や仲間の意思を大切にし，それを通そうとするようになる．集団あそびとして組織だった共同あそびが多くなり，また，あそびが長く続くようになり，創意工夫を重ねて，あそびを発展させることもできる．

このように，様々のあそびが大きく発展し，とくに一人ひとりがアイデアを盛り込んで工夫をこらし，また，思考力や認識力もより豊かに身につくときなので，集団保育を行う者は，保育材料をはじめ様々な環境の設定に留意する必要がある．

3.2.3 幼児の健全な発達と子育て支援

a. 子育て支援施策の展開

幼児の発達段階に応じて，適切な子育ち・子育て環境を整えていくことが必要であるが，近年，子どもや家庭を取り巻く環境は大きく変化し，子どもや家庭に様々な問題が引き起こされている．したがって，子どもや家庭の問題を解

決するために，子どもの育ち，親の育ち，子育てに対する社会的支援の必要性が増大しており，すべての子どもと家庭を対象にした総合的で計画的な子育て支援対策が進められている．

　1994年に「エンゼルプラン」（平成7～11年度）が策定され，1999年には「新エンゼルプラン」（平成12～16年度）に引き継がれた．2000年には母子保健の国民運動計画を定めた「健やか親子21」が，2001年には「男女共同参画基本計画」や「幼児教育振興プログラム」も策定された．さらに，2003年は「子育て支援元年」と言われるように，子育て支援に関する法律が相次いで成立し，同年7月に「次世代育成支援対策推進法」と「少子化対策基本法」が公布された．8月1日には厚生労働省より「行動計画策定指針」も発表され，2005年4月からは一般企業（雇用者301人以上）も含め，都道府県・市町村の行動計画のもとに総合的・計画的な子育て支援対策が進められている．2004年6月には，少子化への対応の政府の基本的指針として「少子化社会対策大綱」が，そして，同年12月には大綱の具体的実施計画として「子ども・子育て応援プラン」（2009年度までの5か年計画，おおむね10年後の目指すべき社会の姿を示す）が閣議決定された．

　このように，社会が家庭における子育ちや子育てを支援するためのプランが，次々と策定されている．また，2000年には「児童虐待の防止等に関する法律」，2001年には「配偶者からの暴力の防止及び被害者の保護に関する法律」が制定され，社会が子育てや家庭内の出来事に積極的に介入する仕組みの法的な整備も進められた．

b. 子育て支援とは何か

　子育ては，子どもの育ち（「子育ち」）を親が援助することである[24]．本来，子どもは自ら育つ力（コンピテンス）をもっており，親自身も子育てをしようとする力（コンピテンス）をもった主体的，能動的な存在であることを，まず理解しておかねばならない．しかし，このような子育ち・子育ては，子どもや親を取り巻く環境の影響を受け，その力を育むこともあれば，損なうこともある．先にも述べたように，今日の子育ち・子育て環境は悪化しているので，「子育ち」を支援するだけではなく，「子育ち」を支援する親の「子育て」を支援し，また，その環境を整えることが必要になってきている．

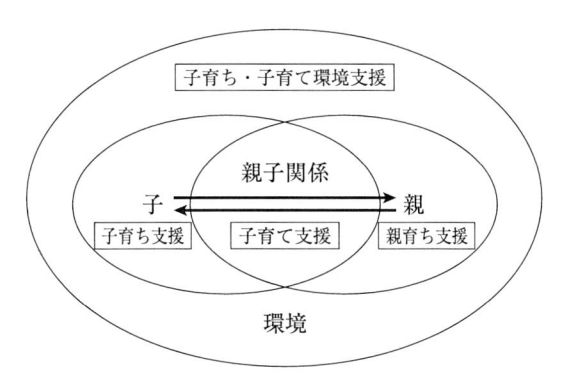

図3.4 子育て支援を支える4つの側面（山縣，2002 [25]および山内監修，2005 [26]を改変）

したがって，子育て支援を図3.4に示すように4つの側面，すなわち，① 子ども自身の成長・発達を支える「子育ち支援」，② 親になるため，親として育つことを支える「親育ち支援」，③ 育ち，育て合う親子関係を支える「子育て支援」（「親育て支援」「親子関係支援」），④ 親と子の育ちを支える環境づくりを支える「子育ち・子育て環境支援」からとらえ，実践していかなければならない[25,26]．

子育て支援は，広義には，児童が生まれ，育ち，生活する基盤である親および家庭における子育て機能に対し，家庭以外の私的，公的，社会的機能が支援的に関わることであり，家庭の子育て機能をより有効に働かせ，促進できる環境を整えていくこととらえられている．しかし，狭義には，家庭の子育て機能を補完的に支援することとらえられる場合もある．ここでは，子育て支援を広義にとらえ，児童家庭福祉サービスだけではなく，教育や住宅などサービスも含め，幼児をもつ家庭にどのような子育て支援サービスが提供されているのかを整理し，表3.1に示した．

3.2.4 幼児の健全育成と文化・社会的状況
a. 幼児期の空洞化
岡本は，著書『幼児期―子どもは世界をどうつかむか』(2005)[27]において，「幼児期においてこそ形成されるべき人間の生き方の基礎があるにもかかわら

表3.1 年齢別子育て支援サービス

大分類	小分類	サービス	対象年齢
母と子の健康の確保		母子保健施策	0歳～6歳
		1歳6か月健康診査	
		3歳児健康診査	
		保健指導	
		小児医療など	0歳～18歳
		育成医療	
		小児慢性特定疾患治療研究事業	
		小児科・産科医療体制整備事業	
		食育の推進	0歳～20歳
福祉の増進	保育に欠ける児童の	保育施策	0歳～6歳
		待機児童ゼロ作戦の推進	
		保育計画の策定	
		保育対策等促進事業（特別保育）の推進	
家庭, 地域における健全育成		児童健全育成施策	0歳～18歳
		児童館, 児童遊園の整備運営	
		母親クラブ等の地域組織活動の活性化	
		児童ふれあい交流促進事業	
		児童育成事業等推進事業	
		児童の文化の普及	0歳～18歳
		児童手当の支給	0歳～12歳
要保護児童の自立支援		要養護・情緒障がい害児・非行などの要保護児童施策	0歳～18歳
		乳児院, 児童養護施設	
		情緒障害児短期治療施設	
		児童自立支援施設	
障がい児の福祉の向上		障がい児施策	0歳～18歳～
		障がい児のための在宅サービス	
		障がい児のための施設サービス	
		補装具, 日常生活用具の給付	
		育成医療の給付	
		特別児童扶養手当の支給	
ひとり親家庭の自立の促進および生活の安定		ひとり親家庭施策	0歳～18歳
		母子生活支援施設	
		母子家庭等日常生活支援事業	
		子育て短期支援事業	
		児童扶養手当の支給	
		母子福祉資金の貸付	
すべての児童・家庭に対する子育て支援		地域における子育て支援サービスの推進	0歳～6歳
		一時保育促進事業	
		地域子育て支援センターの設置促進	
		つどいの広場の設置促進	
		幼稚園における子育て支援活動（預かり保育）	
		シルバー人材センターによる子育て支援サービス	
		商店街の空き店舗を活用した取り組み	
		地域における子育てネットワークづくり	
		子育て支援総合コーディネート事業	
宅・教育・就労による子育て支援		家庭教育に関する学習の機会や情報の提供	6歳～
		子育てバリアフリーなどの推進	
		仕事と家庭の両立支援と働き方の見直し	

ず，その獲得が不十分なまま，子どもたちはおとな社会に投げ出されてきます．それは「幼児期の空洞化」と呼ぶべき現象です」と述べている．このことをふまえ，今日のわが国の文化・社会的状況の中で，幼児の健全育成をどのように図っていけばよいのか，その方向性を探っていきたい．

　岡本は，幼児がおかれている文化・社会的状況を4つの視点から検討している．第1は，「情報化（情報社会）」におかれているということである．発達心理学からみたとき，一人の人間にとっての世界は，最基層の自己と現実的に交渉し合う「生活世界」と，その上の直接現実に接しないが，人々が伝えてくる情報を手がかりに形成する「情報的認識世界」，さらにその上に外界の事物との直接的対応を離れて自分の中で成立する「心情の世界」が重なり合っている．乳幼児期の意義は，まず子どもが「生活世界」の中で自己の居場所を見つけることによって，生きることの最基層を充実させていくことである．しかし，今日の肥大した情報社会は早くから生活世界に侵入し，子どもは生活世界を不安定なものとして経験していく傾向が強まっているといえる．

　第2は，「能力主義」の考え方に支配されているということである．能力主義のスローガンは，「ヒトリデ　ハヤク　デキルコト」である．「一人で早くできること」を重視しすぎると，「できないこと」「助けられること」「遅いこと」は悪いこととされ，排除されることになる．人間は一人で「できない」からこそ助け合い，「助けられた」ことへの感謝が人の共同性を支える力となる．むしろ，「できないこと」こそが，人間を結びつける原動力であり，このような努力や協力は，時間を必要とする．

　第3は，子どもを「操作対象」としてみる子ども観の問題である．現代のわが国での子ども観として，子どもを大人の「操作対象」とみなし，大人の意図するところに沿って子どもを操作し加工できる対象であるという見方が，ますます強くなってきているといえる．子どもが良い環境におかれることは望ましいし，その環境をつくる原動力となるのは，親の期待であり，愛情であることもまちがいではないが，子どもを「物」としてみることによって，親子関係に様々なゆがみが生じている．幼い子どももまた，大人と同じ一人の人間として，喜んだり悲しんだり悩んだりしながら，その生活を生きている人間であること，「生活の共同者」として大人とともに生きていることを忘れてはならな

表 3.2　大人の社会と幼児の世界の性質（岡本，2005 [27]）を改変）

大人の社会	分離的	画一的	制度的	国家的	二次的ことば的（国家語的）	情報処理的	知識的（明示的）	能率主義的	現実適応的
幼児の世界	関係的（共同的）	個別的	生活世界的	家庭的	一次的ことば的（母語的）	表現的	意味的（暗黙的）	自己効力感的	可能志向的

い.

　第4は，情報化社会と能力主義社会へのより早い時期からの追い込みがはじまっていることである．現代の文化・社会的圧力が，より早期から子どもの世界に侵入し，幼児期が空洞化され，そこで育つべき生き方の基盤が貧困なまま，大人社会に投げ入れられていく人間，つまり，幼児期不在のままの人間が増えてきている．このような状況の中で，幼児期をどのように再建するのかということが，保育に関わる大人の課題になってきているといえる．

b.　「対抗文化」としての幼児期

　岡本（2005）[27]は，現代社会（大人の社会）と幼児期（幼児の世界）の内蔵する性質を表3.2のように対照させている．

　大人は常に「現実社会への適応」に動機づけられているのに対し，幼児は1つの「可能態」として自己を志向しているということができる．能力主義や急激な情報化により，大人社会の力は極めて強大になってきている．現代の大人社会の一方的な肥大と，それによる幼児世界の空洞化に対抗して，まず幼児期を特徴づける性質がしっかり確立されなければならい．

　岡本が提起しているように，幼児期を，現代社会の文化に対する1つの「対抗文化」としてとらえ，自己のうちに対抗文化として幼児期を内在化させた大人が，幼児の共同生活者として，幼児とともに1つの時代を手を組んで生きていくことが求められているといえる．

3.2.5　幼児の抱える近年の生活課題と改善に向けた提案

　子どもたちの生活習慣とそのリズムが，全国的に乱れてきている中，子どもたちの生活実態を詳細に分析してみると，① テレビ・ビデオ視聴時間の長さと，② 午後の戸外あそび時間の短さ，③ 夕食時刻の遅れが，子どもたちの生活リズムを乱す誘因となっている[28]ことを確認した（図3.5）．

3.2 幼児期の健康福祉

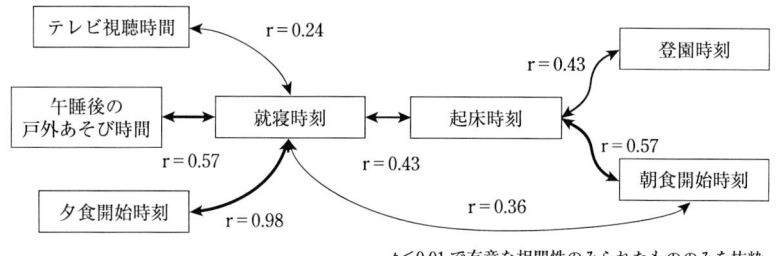

```
テレビ視聴時間 ─ r=0.24 ↘
午睡後の          就寝時刻 ⇄ 起床時刻 ─ r=0.43 → 登園時刻
戸外あそび時間 ─ r=0.57 ↗   r=0.43           r=0.57 ⇄ 朝食開始時刻
夕食開始時刻 ─ r=0.98 ↗              r=0.36 ↗
```

$p<0.01$ で有意な相関性のみられたもののみを抜粋.

図 3.5 子どもたちの生活要因相互の関連性

　子どもたちの生活要因について相互の関連性をみるために，相関係数を算出した．ピアソンの相関係数（r）は，$-1 \leq r \leq 1$ の値をとり，相関係数（r）が，$|1|$ に近いほど，2変数間に強い関連があることを示す．すなわち，相関係数（r）が1に近ければ，片方の変数が大きいと，もう片方の変数も大きく（正の相関），逆に，相関係数（r）が -1 に近ければ，片方の変数が大きいと，もう片方の変数は少ないという傾向（負の相関）が強いといえる．

　近年の子どもたちの就寝時刻の遅れは，テレビ視聴時間の長さ（r=0.24）と夕食開始時刻の遅さ（r=0.98），あるいは午睡後の戸外あそび時間の短さ（r=0.57）が誘因となっていた．「就寝時刻が遅くなると，起床時刻が遅くなり（r=0.43），朝食時刻も遅れる（r=0.36）．さらに，起床時刻が遅れると，朝食時刻（r=0.57）や登園時刻（r=0.43）も遅くなる」という，生活リズム上の悪い連鎖を確認した．

　長時間のテレビ視聴については，テレビとの健康的なつきあい方を家族で話し合い，利用の仕方やルールを決める．例えば，

① テレビに子どものお守りをさせない．見る番組を決めて，見終わったらスイッチを切る．
② なんとなく，テレビをつける生活をやめる．テレビがついていない時間を増やす．
③ 子どもの起床時や帰宅時，食事中には，テレビがついていないようにする．
④ 外あそびに誘う．人と関わるあそびや運動に誘い，そこでの楽しさやテレビに勝る感動体験を味わわせる．

⑤暴力番組や，光・音の刺激の強いものを避け，内容を選ぶ．
等を心がける．

　次に，午後の時間の費やし方で，子どもたちの降園（放課）後のあそび場をみると，幼稚園児の第1位は家の中であり，小学生においても，1年生の85%，3年生の75%は家の中がともに第1位であった．

　具体的なあそびは，幼児の5,6歳の男の子はテレビ・ビデオ，女の子はお絵かきがそれぞれ第1位であった．続いて，小学1年生の男の子は，テレビ・ビデオ，女の子はお絵かきで，幼児と同じであったが，2年生になると，男の子はテレビゲーム，女の子はテレビ・ビデオが第1位になっていく．

　テレビ・ビデオ，テレビゲームは，家の中で行うからだを動かさないものである．せっかく体温が高まっている午後3～5時に，エネルギーをフルに発揮して，十分に使い込むことがない．対人的なかかわりも減ってしまう．子どもたちが成長するには，①「あそびの空間（あそびの場所）」，②「集う仲間（友だち）」，そして，③「共有する時間」がそろって，はじめてあそびが成立する．つまり，空間・仲間・時間という3つの「間」（サンマ）が，子どもの健全な育ちには必要なのである．

　ところが，幼稚園や小学校から帰っても，「遊び場がない」「仲間がいない」「時間もない」ような状況で，個別に活動し，人とのつながりを十分にもたずに育っていく子どもたちが，だんだん増えてきている．間がないということで，間抜け現象と前橋（2003）[29]は呼んでいる．

　食事でも同様である．家庭の中で「食卓」という空間があり，「家族」という仲間が集って，そして，みんなで「時間」を共有することで，栄養素の補給だけでなく，心の栄養もとることができる．いろいろな話題のキャッチボールを食事時に通わす．そのような育ちに必要な3つの「間」（サンマ）が食卓にもある．あそび場だけでなく，食卓にも3つの間が必要となる．

　幼稚園児の午後あそびを取り上げてみると，全国的にも地域で遊ぶことができなくなっている．これは小学生も同様である．では，保育園児はどうか．午睡後におやつをいただいてからお迎えの時間まで，元気に遊べる空間と仲間と時間の3つがそろっているわけであるが，今日の多くの保育園では，その時間帯にテレビ・ビデオを見せていることが，非常に多くなってきた．体温が高ま

っているにもかかわらず，室内で静かな活動をしたり，エアコンをつけて好きなテレビ番組やビデオを見せてもらったりしている．好きなことをしているので，服は汚れておらず，落ち着いているようにはみえる．そこで，お迎えの時間になったら，お兄ちゃんお姉ちゃんの習い事のお迎えにも，買い物にも，そのまま，いっしょに行くことができる．しかし，本人は疲れていない．好きなことをして落ち着いているようだが，1日のサイクルの中で，からだを動かす機会がないため，お腹も空かず，夕食もあまり食べることができない．疲れていないから，夜になっても眠くならない．午後に心地よく疲れるという経験が不足してしまう．

　さて，ここで保育園での取り組みを紹介したい．午後3時頃からお迎えの時間まで，子どもは，テレビやビデオを見ておとなしいと思っていたわけだが，外で遊ばせていないと，遅寝遅起きで遅刻してくる子どもが多かったので，午後3時以降に積極的に運動を取り入れ，先生もいっしょに外に出て遊ぶように，保育のプログラムを改善したところ，夜8時台には寝つくようになった．朝も遅刻がなくなって，いわゆる午前9時を過ぎてから登園をしていた子どもたちが，9時前までには保育園の中に入り，元気よく遊べるようになった．つまり，よい生活リズムが身についてきたのである．あそびや運動を健康の刺激として与えていくことを，1日の中で考えることで，崩れている生活のリズムが健康的に改善していく．

　これらに加えて，午後9時までに就寝するためには，夕食を遅くとも午後7時頃までに食べ始めることが必要である[30]ことから，夕食時刻を早めることが，子どもたちの生活リズム整調の突破口と考えられる．

　毎日の生活を充実させて，子どもたちに豊かな生活体験をもたせるためには，登園してからの幼児の心身のコンディションを良好にしたいものである．夕食開始時刻が遅れると，就寝が遅れる．その結果，起床時刻や朝食開始時刻が遅れることで，登園前の排便がなされないようでは，充実した生活を体験する準備ができないといえる．

　そこで，夕食時刻を早めるために，日頃，どのような工夫をしている（いた）かを尋ね，夕食時刻を早めうる知恵集めを行った．

　そのうち，育児と勤務を同時に行っていた回答者の勤務体制別に回答をみる

と，① 調理に関する工夫，② 買い物の工夫，③ 献立に関する工夫，④ 会社やまわりの環境，社会にできること，⑤ 家族に協力してもらう工夫，⑥ 各家庭の意識を高める工夫，⑦ 子どもの食欲を促す工夫に関する内容に分類された．

そして，それぞれの人数割合をみると，いずれの勤務体制においても，調理に関する工夫が最も多く，次いで，買い物の工夫，献立に関する工夫，家族に協力してもらう工夫が続いた（図 3.6）．

勤務体制にかかわらず，共通して提示された工夫には，① 朝のうちに下ごしらえをしておく，② 休日にまとめ買いをする，③ 休日や時間のあるときに，冷凍保存できるものを作り置きしておく，④ 子どもにも簡単な手伝いをしてもらい，親子のコミュニケーションをもちながら，子どもの食欲を促し，夕食準備を短縮する等があげられた．また，8 時間以上勤務（日勤）の母親の中であげられた知恵の中には，① 買い物は，24 時間営業のストアで，早朝にする，② 買い物は，宅配を利用して職場または自宅受け取りにする，③ 冷凍食品や惣菜を，わが家風に味つけする等の工夫もみられた．これより，様々な商業サービスを利用している実態も確認された．

また，保護者自身が夕食時刻を早める意義を知ることが，夕食時刻を早めることにつながるとの意見が寄せられたことより，子どもにとっての健康的な生活リズムのあり方を，保護者の方に理解していただきながら，夕食時刻を少しでも早める実践が望まれた．

このほか，保護者の就業環境が整わない限り，夕食時刻を早めることは難し

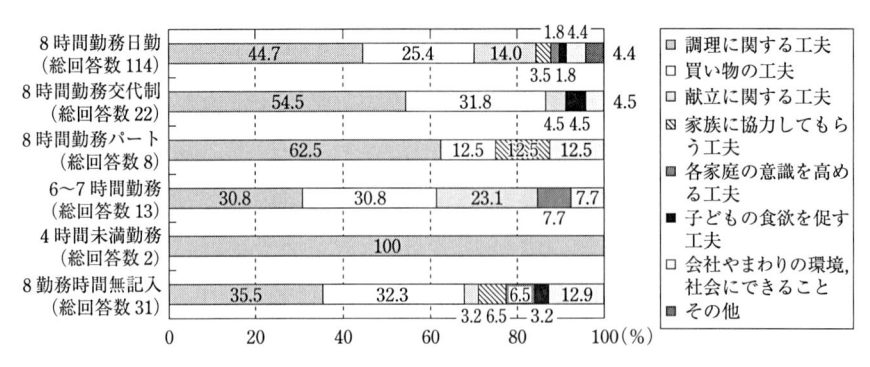

図 3.6 母親の勤務体制別にみた夕食時刻を早める知恵

いとの思いも寄せられ，保護者自身による意識の向上と努力だけでは，夕食時刻を早めることは非常に困難であるケースもみられた．よって，企業や社会にも，子育てや家庭づくりの大切さを今以上に認識してもらい，保護者が子どもたちとしっかり関わり合いながら，子どもの健康的な生活を築いていけるように，実質的な支援のなされることが求められよう．そして，家族による協力が知恵としてあげられたように，母親だけにかかる負担を和らげる意味でも，父親や祖父母の協力を得ることが必要であろう．

　以上，まとめてみると，

（1）夕食を早める知恵には，調理に関する工夫が最も多くみられ，次いで，買い物の工夫であった．調理に関して寄せられた具体的な知恵としては，朝のうちに，または前日や休日，時間のあるときに下ごしらえをしたり，作り置きを冷凍保存したりしておく．また，買い物の工夫としては，① 数日分や1週間分のまとめ買いをする，② 24時間営業ストアで，早朝に買い物をすませる．そして，家族の協力を得る工夫としては，父親にも協力してもらい，先に帰宅した方が夕食の支度をするという知恵が寄せられた．

（2）保護者の方には，子どもにとっての健康的な生活リズムのあり方を理解していただくこと，とくに，夕食時刻を少しでも早める配慮をしていただくことが望まれた．また，企業や社会にも，子育てや家庭づくりの大切さをより認識してもらい，子どもたちの健康な生活が保たれるよう，実質的な支援のなされることが求められた．

3.2.6　親子体操のススメ

　わが国では，子どもたちの学力低下や体力低下，心の問題など，からだと心の両面における問題が顕在化しており，それらの問題の背景には，幼少児期からの生活リズムの乱れや親子のきずなの乏しさが見受けられている．こうした問題に加えて，子どもの生活の中で，運動エネルギーの発散や情緒の解放を図るために必要な「体を思い切り動かして遊ぶ機会」が極端に減ってきている問題もある．

　また，今日，便利さや時間の効率性を重視するあまり，徒歩通園よりも車通園に偏ると，歩くという運動量の確保も難しく，親子のふれあいやコミュニケ

ーションの機会が減り，体力低下や外界環境に対する適応力も低下している様子がみられている．

　加えて，テレビやビデオの使いすぎも，対人関係能力や言葉の発達を遅らせ，コミュニケーションが難しい子どもにしてしまう危険性がある．よって，乳幼児期から親子のふれあいがしっかりもて，かつ，からだを動かす実践をあえて行っていかねばならない．

　そこで，「親子体操」の実践を勧めたい．親子でいっしょに体操をして汗をかいたり，子どもにお父さんやお母さんを独り占めにできる時間をもたせたりすることは，体力づくりだけでなく，子どもの心の居場所づくりにもつながっていく．親も，子どもの動きを見て，わが子の成長を感じ，喜びを感じることもできる．他の家族がおもしろい動きをしていたら，参考にして，知的面の発達もみられる．そして，子どもががんばっていることをしっかりほめて，自信をもたせるかかわりも芽生えだす．子どもにも動きを考えさせて，創造性を培う働きかけもみられる．動くことで，子どもたちはお腹がすいて食事が進み，夜には心地よい疲れを得てぐっすり眠れる．

　このように，親子体操の実践は，食事や睡眠の問題改善，いわゆる生活リズムや知的な面の向上，心の問題の予防・改善にしっかりとつながっている．

　ところが，保育園・幼稚園では，参観日に保護者の方が来られたとき，「子どもたちのために，いっしょに親子体操をしよう」というような取り組みがいろいろなところでみられるものの，多くが行事だけに終わっているのが現状である．参観日のときだけにするのでは，生活化していかない．小さい頃から，親子体操や親子のふれあいあそびの体験をしっかりもたせることで，「人とふれあうこと」が，テレビやビデオより「楽しい，おもしろい」という体験をもたせてもらいたい．そうしないと，テレビやビデオの魅力に負けてしまう．いったん人と関わる魅力を感じて感動体験をもてば，テレビやビデオを見ていても，友だちから「いっしょに外で遊ぼう」と誘われれば，人と関わるあそびのおもしろさを知っているので，外に出ていくものである．しかし，今は，どうしてもテレビやビデオの魅力に負けている．

　そこで，今，親子体操の冷蔵庫作戦を全国展開で行っている．冷蔵庫作戦とは，A4判くらいの紙に親子体操のイラストを描き，ポスターをつくって，そ

れを冷蔵庫に貼るものである．冷蔵庫というのは，保護者も子どもも必ず開ける．子どもが冷蔵庫に貼ってある親子体操のポスターを見て，「お母さん，これを，いっしょにしようよ！」というわけだ．すぐにできるような親子体操のメニューが描いてあるので，手軽に実践しやすい．作戦をたてて，「いゃあ，これはお母さんにはできないよ．あなたは大きくなって重くなったから，お父さんが帰ってきたら，してもらおうね」と言いながら，お父さんをうまく巻き込んでいく．お父さんにしてもらうのもよいアイデアである．

　もう1つは，トイレ作戦といい，便座の前の壁に貼っておくものである．お父さんが便座に座って前を見たときに，「おっ，こんなあそび，俺も小さいときにしてもらったなあ．でも，自分は全然してやっていないなあ」等と思い出しながら，参考にしてもらう．1つでも，子どもにしてやろうかなあと思ってもらえれば，しめたものである．

　冷蔵庫作戦やトイレ作戦で，若いお父さんやお母さん方に，また，あそびの伝承がなされていない方に，そのようなメッセージを投げかけていくことで，子どもが求めていることに気づいてもらい，すべき内容も簡単にわかっていただけるのではないだろうか．

　さて，早稲田大学前橋研究室では，親子体操の指導を定期的に各地で実施していくことで，各家庭において，親子体操を生活の中で日常的に実践できるようになることを期待している．このような活動が全国各地で広まり，わが国の子どもたちの体力づくり，知的面の向上と社会性（創造性）の育成，家族のコミュニケーションづくりへとつながり，活動自体が国民的な健康運動となって広く展開されていくことを願っている．

a.　降園時の親子体操のススメ

　わが国では，幼稚園や保育園からの降園時に，迎えに来た保護者に親子体操の動きを紹介したり，迎えに来た親と子どもが少しでも体操を実践して帰宅したりする機会を設ける園が出てきた（降園時の親子体操）．親子体操は，これまで，様々なところで行事の中で取り組まれてきた内容であるが，それらを親子が日常的に実践できるように，園だけでなく，地域や社会，町や県や国が動いて，心とからだの健康づくりの大きなムーブメントをつくる必要がある．

　親とからだを動かすことの楽しさを体験した子どもは，きっと勉強にも楽し

く取り組んで，さらに家族や社会の人々とのコミュニケーションがしっかりとれる若者に成長していくものと期待している．

b. 幼児と運動する中学生の魅力

保育所を利用する家庭では，両親共働きで日常的に親子体操を行うことは難しいという声も多い．そこで，高知県いの町吾北地区の保育園，幼稚園，中学校の先生方と連携して，地域の中学生と保育園児・幼稚園児が互いを必要とする体操の実施に踏み切った．

中学生は，日頃，接することのない幼児とのかかわりに，最初は戸惑いを隠せない様子であったが，20分ほど活動をともにすると，幼児が自然と中学生の膝の上に座っている姿をみることができるようになった．

また，親子体操の1つの動きが紹介されると，基本形の動きに，中学生自らがバリエーションを考えて楽しい動きをつくり，さらに近くの中学生と幼児のペアを巻き込んで，多人数で「ダイナミックな集団あそび」へと発展させていった．この動きは，子どもたちの体の発達だけでなく，知的な面・創造力の育成，ならびに人と人とのコミュニケーションづくりに大いに役立っている．

中学校の先生方からも，幼児と体操をしている生徒の姿は日頃の中学生の様子とは違う落ち着いた姿であり，改めて，中学生が幼児と関わることで得られるものの大きさに期待する声が聞かれた．

また，保育園と幼稚園の先生方からは，「園児が楽しかった経験を家庭で話し，保護者は『子どもにねだられて，パンフレットの全部の体操をさせられています』との嬉しい悲鳴が連絡帳に記されていた」「ふれあい体操の翌日，今まで職員に，肌の接触を求めたことのなかった子ども（おそらく，そうした体験が少なかったため）が，自分から要求して職員に抱っこをしてもらい，満足そうな笑顔をみせた．ふれ合う楽しさを知った子どもの方から保護者に働きかけ，家庭での親子のふれあいのきっかけになったと思われる」「実際のきょうだいでなくても，通学路や校庭などで知り合いの中学生を見かけたら，「あれは，僕のお兄ちゃんで」と園児同士で話したり，嬉しそうに親に紹介したりする姿がみられている」との声も聞かれた．

このことは，地域に住む住民同士が知り合うことでもあり，真の地域づくりにもつながっていくとともに，近年，日本各地で起こる犯罪の防止（防犯）に

も，大いに役立つものと期待が寄せられる．

3.3 児童期の健康福祉

3.3.1 小学生の健康福祉
a. 子どもの発達を支える健康力の育成

近年の子どもに関するからだや生活の実態をみると，夜型化した生活，肥満傾向児の増加，運動能力の低下，長時間のメディア接触など，子どもの発達にとってネガティブな影響を及ぼしかねない状況が危惧される．とくに，運動，食事，睡眠習慣などに問題のある子どもは，学習したり，遊んだりするための心身の基礎的な準備状態が低いレベルにあるのではないかと思われる．

子どもの発達を支える基礎的な力を考える場合，人間の社会というつながりの中で生きていくためには，人と人のかかわりを形成・発展させる能力は極めて重要である．門脇（2003）[31]は，「社会を作り，作った社会を運営しつつ，その社会を絶えず作り変えていくために必要な資質や能力」を社会力と定義している．さらに，「社会生活を営む人々のある状態をいうのではなく，社会というものを作り上げていく人間の側の能力とか意欲などのこと」と説明し，その人間社会を形成するために必要な子どもの社会力の衰退を懸念している．

子どもという存在において，その「人間関係を作っていく力（社会力）」や「基本的な生活習慣の習得（生活力）」，そして「新しいものを創造する力・学習する力（知力）」などの人間らしい能力を人間力と考えれば，それを発揮したり，獲得していくためには，からだと心の状態が健全でなければならない．ここで，人間という生物が，人間らしい能力を発揮するための基礎的な力を健康力と定義する．小学生であれば，「積極的にからだを動かして遊ぶ」「意欲的に学習する」「おいしくご飯を食べる」「ぐっすり眠る」「すっきり起きる」等，子どもらしい生活を成立させる最も根本的で重要な要素を含んだ力である．

近年の子どもの生活やからだ・心の問題をみていると，その健康力が脆弱になってきているのではないかと感じられる．たとえ，どのように魅力的な学習やあそびの環境が設定されていたとしても，欠食して睡眠不足の状態では，子どもらしい人間力が発揮されないであろうし，かえってマイナスの体験につな

がる可能性もある．森本（1994）[32]は，偏食が多いこと，朝食をとらないこと，起床・就寝時刻が遅いこと等は，小中学生の不定愁訴を増加させる要因であることを指摘している．また，奥田ら（2006）[33]は，子どもが多くの友だちと長時間屋外で遊ぶことが，心の健康状態に良い影響を与えることを報告している．したがって，健康力を高めることが，子どもらしい様々な経験を通して人間力が高まるという好循環に寄与し，子どもの健全な発育発達に貢献することができると考える（図3.7）．

その健康力を高めていくためには，朝型リズムの形成，活発な運動の実施，規則的でバランスのとれた食事などが基礎になるであろう．現在の児童を取り巻く環境は，決して容易に改善が可能な状況とは思われないが，学校，家庭，地域社会が一体となって，子どもの健康力を高める取り組みを実施していく必要があるだろう．

b. 子どもの教育力を高める社会環境づくり

先に，子どもが生きていく上で必要な健康力を高める必要性について述べた

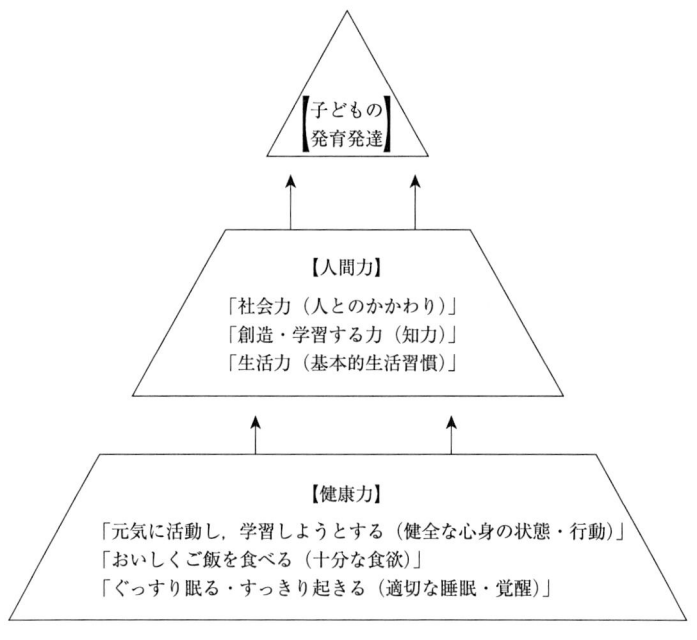

図3.7 子どもの発育発達の基礎となる健康力

が，子どもを取り巻く環境は，決して望ましい状況ではないだろう．例えば，離婚件数は，2002年に過去最高の28万9836件を記録し，昭和30年代と比較すると，3～4倍程度にも増加している[34]．

厚生労働省は，『平成16年版少子化社会白書（全体版）』[35]における第2節「少子化の原因の背景（3）家庭や地域の子育て力」の中で，家庭や地域の子育て力の低下について，「父親に対して，子育ての優先度を，仕事などとの比較で聞いてみると，希望としては〈仕事などと家事・育児を同等に重視〉が51.6％と最も高い割合である一方，現実では〈どちらかと言えば，仕事などが優先〉が52.7％となり，仕事重視の傾向が強いことがうかがわれる．こうした家庭よりも職場優先・経済優先の風潮などから，子どもに対し時間的，精神的に十分向き合うことができていない親，無関心や放任といった極端な養育態度の親などの問題が指摘されている．子どもの親がその役割を十分担うことができるように，職場をはじめ社会が応援する風土や意識が求められている」と述べている．近年，母子家庭・父子家庭，共働き家庭の増加している状況は，子どもに関わる母親の意識や時間も父親と同様の方向性をもっている可能性もあるだろう．

このような現状の中，学童保育の充実も図られているが，2003年では，保育園を卒業した子どものうち，学童保育に入所している1年生は約半数程度である[36]．その他，ファミリーサポートセンター等の利用も増加していると考えられるが，子どもが放課後に安心して生活し，遊べる居場所の整備を社会が検討していかなくてはならないだろう．文部科学省（2008）[37]は，保護者や地域住民などが一定の権限と責任をもって学校運営に参画する公立学校の新しい仕組みであるコミュニティ・スクール（学校運営協議会制度）について，その円滑かつ効果的な実施を図るため，2005年度より，新たに「コミュニティ・スクール推進事業」を実施してきている．このような取り組みも含めて，学校や地域社会が連携した子どものための環境づくりを推進していく必要があるだろう．

3.3.2 児童期のQOLの向上に向けて

生活習慣は，主として小児期に形成されるため，小児期から適切な生活習慣

を身につけることは，生涯にわたる健やかな生活の基盤をつくることを意味する．このため，5つの留意点を紹介し，家庭や学校における生活のリズムを整えてもらいたい．

① なるべく孤食を避け，家族団らんの雰囲気の中で食事をする．

家族団らんの場の確保という観点からも，保護者が子どもたちの食生活や健康状態を把握できる食事を大切にし，孤食化をくい止めることは重要であると考える．

② 「夜型の生活」が摂食のリズムを崩し，欠食の原因となるので，早寝早起きを励行する．

③ バランスの良い食事をする．つまり，タンパク質，糖質，食物繊維，脂質，ミネラル，ビタミンなどの栄養素を満遍なく摂取するように献立を考えて，子どもと楽しく食べる．

食生活は，子どもたちが生命を維持し，健やかに成長するために欠くことのできない営みであり，身体的健康面からのみではなく，社会的，文化的な面からも，人々の生活の質（quality of life：QOL）とのかかわりが深い．

しかし，食生活を取り巻く社会環境の変化に伴い，朝食欠食率の増加，低年齢期からのダイエット志向，子どもたちの孤食化傾向にみられる食卓を中心とした家族の団らんの喪失などが見受けられ，身体的，精神的な健康への影響が懸念される現状にある．

そこで，一生を通じての健康づくりの基本であり，生活習慣病予防の観点からも，幼少期からの健康的で主体的な食習慣の形成が重要となる．

④ 子どもの体力向上のために，学校の体育や課外活動はもちろんのこと，日常生活の中で，子ども自身の適性，能力，興味，関心に応じた身体活動を実行する．

⑤ 学校における健康教育を通じ，基本的な生活習慣の形成を図る．

児童期の生活リズムの改善のための課題は多いが，1つずつ取り組んでいくことが必要であろう．さらに子どもの健康づくりについては，子どもたちが健康な生活を送ることができるよう，成長・発達段階に応じた，また乳児期から青年期まで一貫した総合的な健康づくりが必要である．特に児童期には，子どもの生活リズムに及ぼす家族の影響が大きいと考えられ，家族の協力は最も大

切であるが，学校と家庭のみでなく，保育園・幼稚園・行政・地域社会が十分な連携を図り，これらが一体となって子どもの健康づくりに取り組むことが望まれる．

3.3.3 放課後あそびのススメ

体温リズムの知見をもとに，人間がいきいきと活動できる時間を，健康福祉の中でどのように考えて進めていけばよいのかを模索してみる．

まず，赤ちゃん時代には，体温の高い時期がある．そして，生後100日くらい経つと，37℃近辺に落ちつき，2歳くらいになると36℃台に降りてくる．3歳くらいになると，寝静まっている午前3～5時の時間帯に，体温が最も低くなり，そして，昼の3～5時には体温が最も高くなるという，生理的なリズムができてくる．

体温の低いときはぐっすり眠っていて，体温の高いときは非常に活動力が旺盛である．朝の早い人は，散歩や体操をして体を動かす．つまり，からだを動かして，熱をつくっている．そして，ご飯を食べて，体温を高めていく．また，朝，徒歩通園（通学）をして動くことによって，体温をさらに高めていく．こうして，子どもたちが園（学校）に着いたときは，ウォーミングアップができていて，保育（教育）が始まると，先生の話がよく聞けるわけである．

体温が36.5℃くらいに高まると，非常に元気に活動ができる．スポーツの世界で，「競技の成績をよくしよう」「スポーツの効率を非常によくしよう」と願うと，安全のためにも準備運動をしたり軽いジョギングをしたりして，血液循環をよくする．要するに，体温を高めておくと，後の活動効率がよくなるということである．英語で準備運動のことを何というか思い出してほしい．「ウォーミングアップ」といい，意味は温め上げることである．スポーツの世界でも，からだをある程度，温め上げると，からだは非常に活動力旺盛になる．生活の中でも，体温が高まってくると，人間は動きやすくなる．そして，元気に活動ができるのである．その体温の高まりのピークが，午後3～5時頃であり，この時間帯に運動エネルギーをフルに発散し，そして，情緒の解放をしっかり図っておくことが大切である．運動エネルギーを発散すると，お腹が空いて夕食がしっかり食べられる．あるいは，人と関わって遊ぶことにより，情緒の解

放を図っていくので，精神的にも安定してキレることがなくなる．1日の中で，最もウォーミングアップのできている時間帯に，今の子どもたちは運動あそびよりも，テレビ，ビデオ，あるいはゲーム等の静かで対物的な活動，あるいは冷暖房が完備されている室内での活動が多く，運動エネルギーが十分に発揮できていない．情緒の解放も図れていないのである．このような子どもたちが，近年，非常に増えてきた．

　地域のたまり場で夢中になって遊んだ時間のような，放課後の時間帯に，非常に元気であったこと，また，学校に残って，先生が「もう帰りなさい」と言うまで，元気に遊び込んだ思い出はないだろうか．あるいは，学校から家まで，15分程度の短い距離でも，道草が楽しくて1時間くらいかけて楽しく友だちと帰った思い出はないだろうか．また，家に帰り，ランドセルを放り投げて，家族の人に「宿題をしてから，あそびに行きなさい」と言われても，「あとで．友だちが待っているから」と言いながら，地域のたまり場へ行って遊ぶ．そして，家族に「もう夕飯よ，いつまで遊ぶの？」と叱られながら帰っていった子ども時代はなかっただろうか．放課後のたまり場あそびの時間帯は，体温が高く，ウォーミングアップができていて，大いに挑戦のできた時間帯であった．学校で学んだことを，いろいろ使って遊んでいた頃，自分が行いたいあそびや挑戦したいことを，ときを忘れて熱中した子ども時代．「ときを忘れて遊び込む」という子どもならではの世界が保障されていた頃．運動エネルギーを使って情緒の解放を図り，子どもたちは精神的に安定する．1日に30分でも1時間でも，そのような健康的な刺激が，今の子どもたちの生活の中にあるだろうか．

　さて，日中このようにしっかり太陽のもとで遊んでいると，午前0時頃には脳内にメラトニンというホルモンが分泌されて，そのおかげで脳の温度が下がる．つまり，「脳の温度よ，下がれ．脳よ休め」と，脳やからだを休めてくれる．脳の温度が下がってくると，しだいに体温も下がり，ぐっすりと眠ることができる．そして，明け方から，β-エンドルフィンやコルチゾールというホルモンが分泌され，今度は「元気や意欲を出せよ」という形で，脳の温度を高めてくれる．そのようなホルモンの分泌によって，体温のリズムが調節されている．そして，朝ご飯を食べ，歩いて運動しながら通園・通学していくこと

で，子どもたちの体温は36.5℃ほどに高まり，1日，元気に活動できる．そうした体のリズムを，私たちは長い人類の歴史（時間）をかけてつくり上げてきたのである．

　これまでの話をまとめてみると，人の体温が高まる午後3～5時頃，子どもたちはクラブ活動をしたり，あるいは地域のたまり場で体を使って遊んだり運動したりすると，お腹が空いた状態で夕ご飯をしっかり食べることができて精神的にも安定してくるので，何事にも集中でき，夜には心地よい疲れが生じて質のよい睡眠がとれる．質のよい睡眠がとれると，朝は機嫌よく起きられる．こうして，よい循環になっていく．

3.4　思春期の健康福祉

3.4.1　中学・高校生の健康福祉

　戦後の日本社会は，復興期から高度経済成長期，そして現代社会へとめざましい発展を遂げ，今日では，男女ともに，精神的にも，文化的にも豊かで生きがいのある生活が求められるようになり，国民一人ひとりが，質のある生活を重視する新たな社会へと進もうとしている．

　このような社会変化の中で，時代のニーズに応え，子どもたちが健やかに生まれ育っていくことを願い，いくつもの児童家庭福祉施策が講じられてきた．しかし，現代社会は子どもたちにとってより良い社会であるといえるだろうか．

　昭和の後半から平成にかけ，現代社会が急速に進歩し多様化する中，家庭・地域の教育力の低下がいわれ始めた．その頃から，子どもたちの心やからだにもいろいろな異変がみられるようになってきた．

　24時間型社会や高齢化社会と少子化問題など，様々な社会現象やその影響の中，子どもたちの睡眠リズムが遅寝遅起き傾向となり，夜型生活へとスライドし，子どもたちのからだは，生体リズムや体温調整の不調を訴えるようになってきた．また，家庭から食生活の本当の豊かさや家族のコミュニケーションが消えようとしており，幼少児期から仲間や友だちと思い切り遊んだり，運動したりする時間や空間も保障されなくなってしまった．このままでは，家庭で規則正しい生活習慣と生活リズムを築くことが困難な時代となっていくであろ

う．

　今こそ，日本の次代を担う子どもたちの健やかな成長を社会全体で真剣に考え，見直し，整備していく必要がある．そのためには，子どもたちの精神的な安定と健全な発育発達のための基盤を考え直し，取り戻すことが急務であると思われる．

　こうした現代社会の流れの中で，様々な影響を受けながら，生まれ育ってきた子どもたちが，現在の中学・高校生であり，これからの基盤を取り戻すことができる救世主でもあるわけである．

　これからの中学・高校生の健康教育の方向性として，1997（平成9）年の保健体育審議会答申の中で，子どもたちの健康の大切さについて，保健体育科で早い時期から認識させ，考えさせるよう具体的に提言されている．1998（平成10）年の教育課程審議会答申では，保健については「生涯を通じて自らの健康を適切に管理し，改善していく資質や能力の基礎を培うため，健康の大切さを認識し，健康的なライフスタイルを確立する観点に立って内容の改善を図る」とある．また，新学習指導要領[39]では，小学生から高校生においては，「個人および社会生活における健康・安全について理解を深めるようにし，生涯を通じて自らの健康を適切に管理し，改善していく資質や能力を育てる」とあり，青少年における健康に関する現代的な課題に対応が求められている．このことから，小中高等学校の教育活動全般にわたって，保健体育を中心に，他教科や教科外領域，総合的な学習などの学習内容に具体的に多く取り入れ，中学・高校生の健康福祉教育の基礎を培い，実践していく取り組みを進めなければならないと考える．

　現代社会の子どもたちを取り巻く現状として，犯罪の凶悪化・低年齢化，薬物乱用，性の逸脱行動，喫煙や飲酒，生活習慣病，ストレスや生活から生ずる心の健康問題など，地方公共団体や地域・家庭・学校が連携して取り組まなくてはならない課題が山積している．中学・高校生自らがこれらの現状を理解し，課題を解決し，生活を改善し，自己教育力・自己実現力を身につけていく必要があり，中学・高校生が，自分たちの健康を日常生活から認識し，行動によって，自らコントロールすることができるような学習，教育実践がなされなければいけない．

そのために，
① 日頃の生活から自分たちの健康や生活に関心をもち，しっかりと現状を把握する．
② 科学的な知識や実証をもとに，身体のしくみやそのはたらきについて正しく理解する．
③ 間違った行動や生活が，身体に及ぼす影響について知り，理解し，その対処方法について学ぶ．
④ 健康について正しく理解し，健やかで心豊かな生活について，自ら考え，行動する．

以上のように，中学・高校生が，健康への課題に気づき，人間として望ましい健康への実践ができるようなライフスキル教育プログラムを開発していく必要がある．

そのためには，まず，幼児から大人まで健康な生活を送るために，規則正しい生活リズムや食生活のリズムを保ち，バランスの良い食事の摂取，日常的な身体活動の増加など，健康の3本柱「栄養（食事）・休養（睡眠）・運動（あそび）」が中心的で重要なポイントとなる．

中学生や高校生は，次代を担う青少年となり，親となるべき大切な人材である．その中学・高校生に生活リズム・食事・運動・睡眠の関係をしっかりと理解してもらえるよう取り組まなくてはいけない．

3.4.2 生徒期のQOLの向上に向けて

中学・高校期になると，部活動，塾通い，受験勉強などの時間が増え，就寝時刻が遅延しやすくなる．授業の開始時間は小学校期とほとんど変わらず，通学距離が長くなるとすれば，睡眠時間が不足してくることは必然的であると考えられる．睡眠不足から，朝食欲がなかったり，登校のために家を出る時刻ギリギリに目覚めたのでは，朝，空腹感を感じる間もなく，また，食事をとるための時間も確保できない状況にあるのではないだろうか．朝食をとらなければ，栄養が不足することはもちろん，エネルギー源がないのであるから力も入らず，血糖値が上がらず学習能率も上がらなかったり，便意をなかなかもよおさず便秘になる割合が増えることにもつながっていく．このような悪循環を解

消するためには，極力，就寝時刻を早めることにより，起床時刻を早め，夜型から朝型の生活リズムへ変えていく努力をする必要があろう．テレビの視聴も就寝時刻を遅らせる要因の1つとなっている．また，パソコンや携帯電話の普及により，その保有率も，今後ますます増えると思われる．深夜のインターネット利用や携帯電話でのメールのやりとり等も就寝時刻を遅らせる要因となろう．これらの使用時間を制限したり，利用時間帯についても指導していくとともに，小さい頃から，人と関わったり，運動したりすることの魅力や楽しさをしっかり経験させておく必要があろう．

　また，睡眠の質を高めるための日中の適度な運動や，寝るときには部屋を暗くし，朝の光が十分に入るようにする工夫も必要であろう．とくに，女子は男子に比べ，学年が進むにつれて運動量が減るため，無理なくでき，楽しく続けることのできる運動を紹介していく機会を計画的に設けていくことが大切であろう．

　朝食摂取に関しては，学年が進むにつれ毎日摂取する割合が減り，毎日は食べていない者が，高校生では男女ともに約2割となる．また，朝食を食べていても，一人で食べている割合は学年が進むにつれて増加し，高校生では男女とも約半数となることから，家族でのコミュニケーションの時間が減少し，親の方からみれば，朝の子どもの体調や様子などを把握する貴重な機会がもてない状況にあると思われる．

　高校期では，中学校期までと違い，給食がほとんどの場合ない．何かを買って食べるか，弁当のどちらかである．女子高校生については，ダイエット志向からか，非常に小さな昼食用の弁当箱をよく目にする．また，昼食をほとんどとらない生徒もいることから，栄養不足や貧血，栄養の偏り等が懸念される．このような現状を，情報として保護者に提供し，朝食摂取を含めた食事の大切さを理解してもらい，少しでも子どもたちが1日3食きちんと摂取するよう働きかける必要がある．そのためには，お弁当づくりの会・栄養教室などの機会を設け，地域の保健所などと協力し，生徒と保護者がいっしょに学習してもらうこと等が方策として考えられる．

　また，文部科学省の「心の健康と生活習慣に関する指導」[47]によれば，中学・高校生では，「心の健康と生活習慣の相互関連性」に明瞭な傾向が認めら

れたとし，食事習慣（規則的な食事），家族の役割（会話や相談の有無，保護者からの注意など），運動習慣，休養・睡眠習慣（寝つきのよさと心地よい目覚め等，睡眠の状態）など，心の健康得点が低くなるほど，これらの生活習慣の要因も不規則あるいは悪化する等の傾向を示したとしている．これらのことから，心の健康の保持増進のためにも，生活習慣の見直しと，改善に向けた実践を早急に実施すべきであろう．

3.5 青年期の健康福祉

青年期は，思春期の開始から大人の成熟に達するまでの時期を示しているが，ここでは，20歳頃～29歳を対象とした青年期後期の健康福祉を取り上げて示すことにする．この年代は，一生の中で急激に成長がみられる最も活動的な時期であり，身体的にはすべての器官がほぼ成人と同じレベルに達し，体格，体力，運動能力ともに最も高くなる年代である．精神的には親への依存から自立に向けての不安と動揺が激しい時期であり，自我の形成の上で重要な時期である．しかし，青年期には健康状態への自覚に乏しく，正しい食生活や生活習慣への関心が低い傾向にある．青年期の健康福祉は，自らの存在意義を見いだし，その価値を認め，健康の獲得と成立に向けて自律的に行動する時期であることから，適切な健康観と望ましい生活習慣，および健康維持に関する基本的なセルフケア能力を獲得する方向で行わなければならない．ここでは，健康的な生活習慣の確立，食生活の知識の習得，心の健康問題について触れることにする．

3.5.1 健康的な生活習慣の確立

保健医療福祉学を専攻する大学生を対象に，ブレスロー（Breslow）ら（1972）[48]が日常生活における重要な健康習慣として抽出した7つの健康習慣（「睡眠」「朝食」「間食」「飲酒」「喫煙」「運動」「体重」）について調査した[49]．その結果，日常生活習慣で基準をクリアできず得点が低かった健康習慣は，「運動（日頃運動スポーツを実施）」が最も低く18.7％，次いで「睡眠（7～8時間確保）」の26.5％であった．さらに，厚生労働省の2004年度の国民健康・

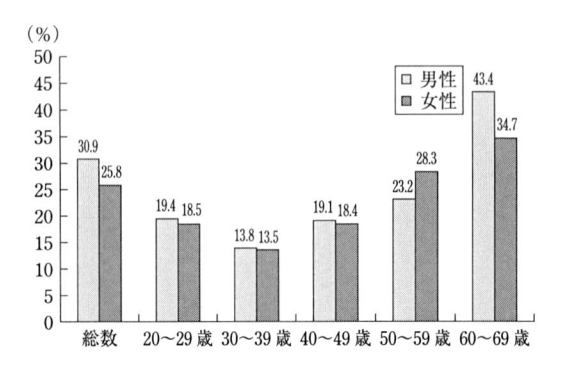

図 3.8 運動習慣者の割合（性/年齢階級別）（厚生労働省，2004）[50]

栄養調査[50]によると，図 3.8 に示すように，青年期の運動習慣者（1 回 30 分以上の運動を週に 2 回以上実施し，1 年以上継続している者）の割合は男女とも 2 割弱で，30 歳代，40 歳代に次いで低い割合を示している．青年期は，人生の中で最も急激な成長がみられ，最も活動的な時期である．身体面では諸器官がほぼ成人と同等なレベルに達し，体格・体力・運動能力ともに生涯で最も高い段階となる．やがて迎える壮年期・高齢期の健康を維持するためには，健康づくりと運動への関心を高めること[51]が，健康福祉における重要な課題であるといえる．次いで得点の低い健康習慣である「睡眠」については，睡眠の基準である 7～8 時間確保をクリアできない理由として，大学生の場合はクラブ活動やアルバイト，定期試験，レポート作成などのためがあげられるが，社会人の場合は，職場における残業やつきあい等で夜更かしをして生活のリズムが崩れることが多い．この時期は，自己の体力や体質を自覚しながら，自分に最も適したライフスタイルを確立し，自分の生活リズムを整えていくことが大切である．生体のリズムを順調に整えるためには，生体の内部環境を安定した状態に保つことが必要であり，そのためには十分な睡眠や適切な食事，適度の運動，休息，入浴，規則正しい便通や排尿などの健康的な生活習慣をこの時期に確立する必要がある．

3.5.2 食生活の知識の習得

青年期は，大学進学や社会人として生活をはじめる等，人生の転換期であ

り，家族と一体の生活から自己中心の生活時間や生活リズムが形成される．しかし，生活リズムの乱れから食事時間が不規則になったり，一人暮らしにより嗜好の偏りや外食の利用が増えたり，食事の内容に偏りが生じやすい．図 3.9 に示す先の厚生労働省の 2004 年度国民健康・栄養調査によると，朝食の欠食率（「欠食」は以下の 3 つの場合の合計である．① 何も食べていない（食事をしなかった），② 菓子，果物，乳製品，嗜好飲料などの食品のみ食べた場合，③ 錠剤，カプセル・顆粒状のビタミン・ミネラル，栄養ドリンク剤のみの場合）は，20 歳代男性 34.3％，女性 22.0％と男女とも青年期の欠食率が高いことが報告されている．さらには，自分の食生活に問題があると思う人の割合は，図 3.10 に示すように，20 歳代はどの年代よりも高く，約半数が問題ととらえていた．生涯を通じて健康な食生活を送るためにも，栄養バランスのとれている食事内容であること，また各年齢に応じた栄養を質と量ともに過不足なく摂取できるように，具体的な知識と習得方法について学ぶことが必要である．その方法として「食事バランスガイド」（図 3.11）の利用をすすめる．

「食事バランスガイド」は，健康で豊かな食生活の実現を目的に策定された「食生活指針」（2000（平成 12）年 3 月）を具体的な行動に結びつけるものとして，2005（平成 17）年 6 月に厚生労働省と農林水産省により決定された．1 日に「何を」「どれだけ」食べればよいかという目安をわかりやすくイラストで示したものである．本ガイドでは，適正な栄養素を摂取することを目的に，食物に含有されている栄養素の特徴により，主食（穀物），副菜（野菜類），主

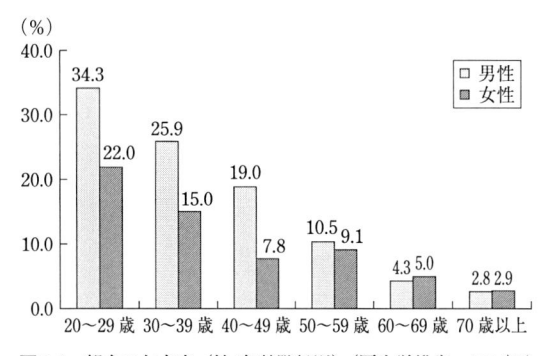

図 3.9 朝食の欠食率（性/年齢階級別）（厚生労働省，2004）[50]

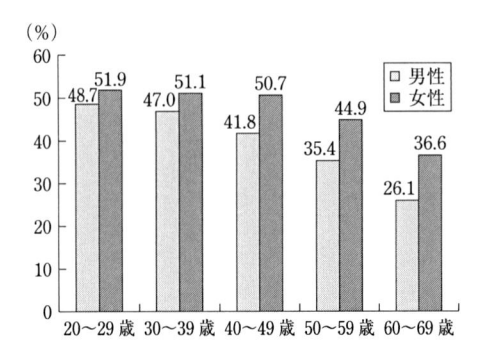

図3.10 自分の食事に問題があると思っている人の割合（性／年齢階級別）（厚生労働省, 2004）[50]

菜（魚介類，獣鳥鯨肉類，卵，大豆類），牛乳・乳製品，果物の5つに区分している．同様の栄養素を含有する食物を使った料理を1つのグループとして，各料理群から適正量を選択し，全体としてすべての栄養素の必要量が確保できるように工夫されている．しかも，とるべき量を概念的にも視覚的にも把握しやすいようにコマのイラストの中で，多く摂取すべきものはそれだけ広い面積で表現されている．また，食事の健全さを判断するとき，コマの形で表現されているように，コマが正しく回転している状態が健康的な食事であることを意味している．コマ本体は1日の食事，中心軸は水分であり，コマはそのエネルギーで回転（運動）する．コマが安定して回転するためには，① 適量でバランスの良い食事，② 十分な水分，③ 適度な菓子や嗜好飲料，④ 適切な運動が必要であることを示している[52]．最終的には，「食事バランスガイド」を用いて，セルフチェックができるようになることが望まれる．

3.5.3 心の健康問題

青年期は，いくつかの悩みを抱えている年代であるが，それを乗り越えていくことによって成長していく．青年期の心の健康管理は，本人の心がけや努力による部分が大きいとされている．多様な価値観のうちから1つを選択して，困難や精神的負担に現実にどう対処するかは，本人の主体的判断により決定される．一般的な方法としては，友人に相談をすることによって精神的負担を軽減したり，趣味をもち気分転換を図る等の方法がある．また，大学や職場で

3.5 青年期の健康福祉

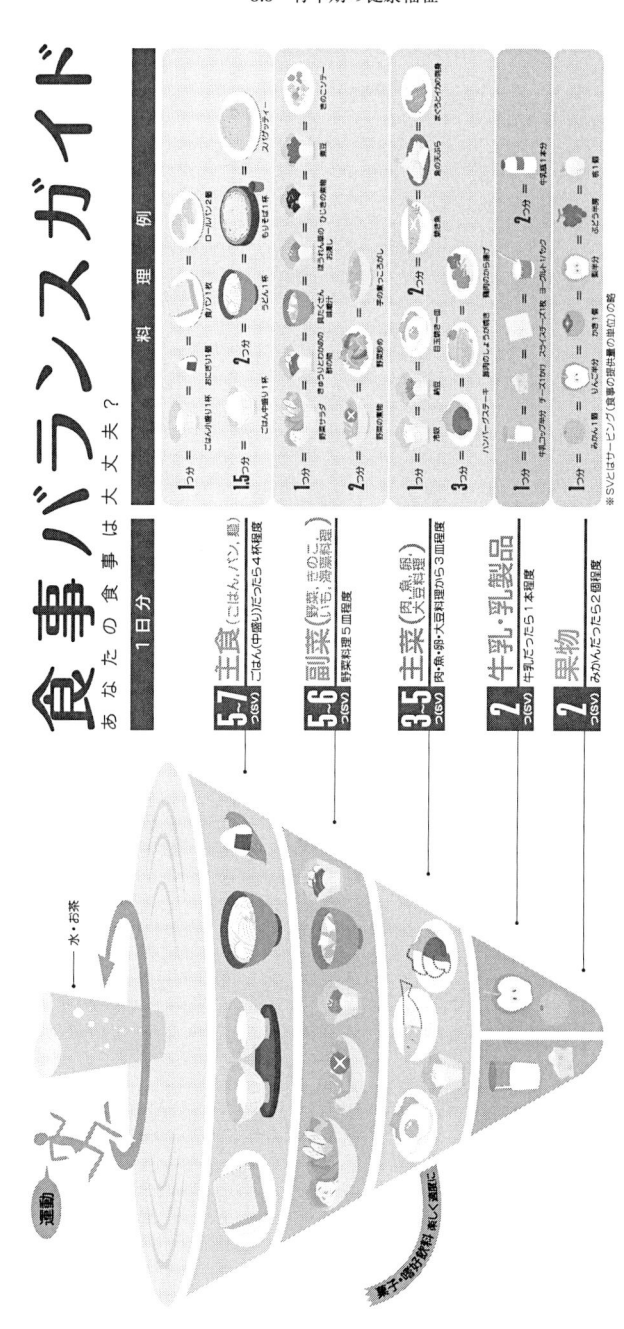

図 3.11 食事バランスガイド（厚生労働省・農林水産省）

は，保健師やカウンセラー等の専門職に相談する方法もある[53]．ここでは，青年期に起こりやすい思春期やせ症について述べる．

思春期やせ症とは，食欲低下を主徴とし，摂食拒否，高度のやせ，月経障害を伴う摂食障害の一種である[54]．出現率は10万人中0.4～1.5人である．男女比は1：20で圧倒的に女性に多い．

昭和40年代から女子学生に漸増していると言われており，思春期，高校生頃からはじまるものが多い．症状としては，食事を強く拒否する，あるいは極端な少食を続ける．欠食状態が長期にわたるので，極端なやせ（標準体重より15％以上少ない）になる．栄養不良のために，肋骨がはっきりと外観できるようになる．重症の場合，皮膚や髪の毛は乾燥してパサパサになり，しわだらけの顔貌になる．低血圧，貧血，無月経の身体症状も現れる．

拒食を続けた後，夜間に大食（過食）をすることがある．甘いものやカロリーの高いものを食べることもある．食べると，不安，罪悪感，深い抑うつ感にとらわれ，自己嫌悪に陥る．そして，喉に指を突っ込んで吐いたり，下剤を飲んでしまうこともある．

拒食と過食との合併率は約50％で，拒食と過食をくり返し，情緒的にも躁とうつをくり返すと言われている．

さらに，この時期は性への目覚めから異性への関心も高まり，自己のボディイメージにこだわり始める．とくに，女性は皮下脂肪層が増加する時期で，自分の体型を実際以上に太めに評価する傾向が強く，20歳代女性でBMIが18.5未満のやせの割合の増加が顕著である．

原因は不明であるが，いくつかは指摘されている．神経学的には摂食中枢を含む視床下部や下垂体の機能異常が疑われる．内分泌学的には，インシュリン，グルカゴン，成長ホルモン等の糖代謝ホルモンの分泌異常が疑われている．精神医学的には，周期性精神病である躁うつ病との関連が指摘されている．心理学的には，やせたからだを美しいと感じる価値観，女性的なふくよかさに対する嫌悪感，あるいはやせているのに太っていると思い込む身体像のゆがみ等が間接的に発病に関与していると考えられる．また，原因の1つに生育過程における家庭環境，とくに，母親との関係が指摘されている．母親が過保護，あるいは過干渉である場合，子どもは母親に甘える反面，強い反感を抱い

ている．依存と自立の葛藤が顕著になり，食べていないと心配してくれる，食べることを強要されれば反抗して食べないということをくり返しているうちに，本当に食べられなくなる場合も少なくない．

3.6 壮年期の健康福祉

　壮年期とは，人生のどの時期を指すのか．一般的な解釈では，成人期と老年期の間である．開始年齢は，25～40歳と諸説あるが，おおむね終了は老年期がはじまる65歳前で，アイデンティを確立し，親密性を獲得する成人期に続く"人生のピークの時期"といえるだろう．また，ピーター・ラズレットは，「自分自身の開発，成長のために学び，その能力を自分の仕事のために存分に発揮する時代」と呼んでいる[55]．人生を四住期にとらえるインドの思想では，3番目の"林住期"と呼ばれ，職をもち，家を営む家住期の務めを果たし，自然に向き直って自分自身の人生を静かにみつめる時期であるという．

　60年前の日本人の平均寿命[56]は，男性で50.06歳，女性で53.96歳であったが，2005年には，男性78.53歳，女性85.49歳となった．「人生80年」時代の折返し地点は40歳であり，壮年期とはその意味合いからも人生の後半がはじまる40歳から老年期直前の64歳までと呼ぶことができよう．次世代を育て，親の世代である高齢者を支え，仕事を通じて社会に貢献する中核の年代であるが，身体的には老化もはじまっている．このように個人的にも社会的にも責任の重い壮年期の健康福祉においては，何が必要なのか．まず，壮年期がおかれている状況をデータ[57]からみていくことにする．

　2005年の日本の人口は，1億2775万6000人である．この年は，出生数と死亡数の差である自然増加数が初めてマイナスになった年でもある．壮年期である40～64歳の人口は4400万人で，全人口の34％を占めている．なかでも50～59歳は，第一次ベビーブーム世代を含み，1000万人を超えている．ちなみに生産年齢人口（15～64歳）は全人口の65.3％であり，地域的にみると埼玉（69.0％）に続き，東京，神奈川，千葉，愛知といった都市部が高く，低いのは島根（59.1％）に続き，鹿児島，岩手，秋田である．また，就業者と完全失業者をあわせた労働力人口は，6650万人で全人口の52％であり，とくに女性

労働力人口が増えたため，7年振りの増加となった．完全失業率は，2007年5月で3.8％と9年振りの3％台となった．もともと45〜54歳の失業率は低いが，女性，24歳以下，55歳以上の就業率の改善が寄与した．

　2005年の世帯数は4704万3000世帯で，平均世帯人員は2.68人，世帯主の平均年齢は52.1歳である．内閣府国民生活選好度調査（2005年）によれば，「他の世代に比べて経済的に裕福と思うか」との質問に「思う」と答えたのは，50歳代が42.5％と最低で，次いで40歳代が44.4％と続いている．子どものいる世帯では，消費支出がピーク時であり，子なし同年代より支出は30％弱上回ると言われている．また，要介護者を抱える家庭も多く，在宅サービス利用者が223万人の現在，女性の50歳代の32.0％，60歳代の20.0％が主な介護者となっている．老年人口（65歳以上）が全人口の15％を超えた社会を「高齢社会」と呼ぶが，今日では21.0％に達し，地域的にみると秋田（28.1％）に続き，島根，高知，鹿児島が高く，低いのは埼玉（16.9％）に続き，神奈川，沖縄，愛知，千葉となっている．

　国民医療費は，2003年においては31兆5375億円であり，国民所得に対する国民医療費の割合も上がっている．試算では，2025年には107兆円になるとされており，重症化するまで医療機関にアクセスさせない現実，軽度な傷病の受診抑制の傾向も見受けられる．しかし，早期発見，早期治療のためにも，健診は必要である．40歳以上の健診受診率は全国平均で44.8％，高いのは山形で65.3％，次いで群馬，低いのは高知で26.0％，広島，長崎が続く．壮年期では，職場での受診が主流のため，パート職や主婦などを網羅する効率的検診，地域の連携と健康支援活動，ハイリスクグループへの個別指導も必要である．現在の医師の充足率は全国平均で81.3％，高いのは近畿地方で93.8％，低いのは北海道で57.2％，次いで東北と続く．一方，看護師の充足率は98.8％である．基本的に心身の健康は，医療従事者，病院だけを頼り得られるものではなく，セルフケアや家族の協力，多職種の協力によるソーシャルサポートで維持していくものと考えられる．人とのつながりが希薄な現代社会にこそ，健康問題意識を共有し，ネットワーク的な良質なコミュニティの形成が必要である．

　次に死因をみていく．2005年は，悪性新生物31.1％，心疾患15.5％，脳血

管疾患12.5％と，3大死因が全体の60％を占めており，とくに悪性は1981年以来1位で増加の傾向にある．地域的傾向をみていくと，悪性新生物は男性で中部地方が低く，九州北部，近畿，東北が高い．心疾患は，男女とも日本海側が低く，近畿，関東が高い．脳血管疾患は男女とも地域格差は少ないが，西日本が低く，関東北部と東北が高い傾向がある．死因は次いで，肺炎，不慮の事故，自殺と続いており，自殺者数は年間3万539人である．55歳以上では3大死因が大きな割合を占めているが，50歳代としては悪性新生物，心疾患，自殺が多い．とくに，自殺は男性の50歳代では1つの大きな山を形成しており，80歳以上では男女とも高率になっている．高度情報化・複雑化した社会では，孤独感，不安感，無力感，虚脱感などを抱くことも考えられ，この年代では昇進などによる社会的責任の増大とそれからの逃避も考えられる．

厚生労働省「過重労働・メンタルヘルス対策の在り方に係わる検討会（2004年）」の報告では，約60％の人が不安，悩み，ストレスを抱えており，悩みのある年代は，男性45～54歳が48.5％と最も高く，次いで35～44歳，女性は35～44歳が60.9％と最も高く，そして，45～54歳と続いている．また，総理府広報室の世論調査（1990年）によれば，「ストレスがある」と感じている人は全体の57.4％，「ストレスがない」は42.6％である．ストレスの内訳は仕事45.2％，家庭34.3％，対人22.0％となっており，「自分で解消している」と答えたのは40.7％である．ストレスは，労働や家庭状況と関連していることがうかがえる．働きすぎ等は，個人レベルの自己管理だけでは限界があり，公平計画的な労使によるルールが必要になってくる．事故発生防止や本人の環境を改善する0次予防の観点から，就業形態や労働条件を見直し，質の高い長期休暇の確保や分散化，早期公的な相談体制づくり等，壮年期の人々がその使命を全うできる諸条件を社会が確立する姿勢が望まれるところである．さらに，心の健康問題により休業した労働者の職場復帰支援，働き方の見直し，家庭団らんや人とのきずなの回復，地域社会活動への参加なども重要な課題であるといえる．

また，壮年期を身体面からみると，発育の完了とともにはじまる老化が加齢によりさらに進行していく時期でもある．すなわち，感覚器（視力，聴力），呼吸器，消化器，泌尿器，運動器（骨，関節，筋肉）などの適応機能と基礎代

謝の低下，血管の老化が起こり，皮膚や毛髪にも変化が現れる．女性は更年期を迎える時期である．壮年期は，成人期の過ごし方に影響を受け，また壮年期の過ごし方が老年期の健康と老化に影響を与える．それまでの生活習慣の積み重ねが生き方，考え方を決めている面もあるため，自分の納得する生き方が不健康な生活パターンとなっている場合もあり，それがわかっていても払拭するのはなかなか難しいことがある．しかし，高齢期に向けての健康づくり，生きがいづくり，仲間づくり，そして，自分づくりを考え直す好機であるともいえる．

それには，個人の意識の転換も重要である．人には，睡眠や食事などの生活必要時間，仕事・家事・学業などの拘束時間，そして自由時間がある．欧米では，人生の目的は労働から解放された自由時間の過ごし方にあり，余暇は生活の中核とされている．余暇には休息や気晴らしの意味もあるが，最終目標は自己開発であると考えられている．そこで，余暇を仕事以外の余った時間としてではなく，生きがいを創造するための仕事までをも内に取り込んだ独自の価値をもつものとしてとらえることが必要である．余暇活動は，老化の防止，視野の拡大，健康の維持管理，探求心の向上などをもたらす．自分の生き方，社会との関わり方は，自身の判断に委ねられている．よって，余暇時間の有意義な活用で，ぜひ壮年期の生活に心地よさや幸福感，満足感，一体感を感じられるようなゆとりを創りだしたいものである．

厚生労働省では，2000年から10年計画の「健康日本21」を，2003年5月にはその法的基盤の整備のため「健康増進法」を施行し，2005年からは10年計画の「健康フロンティア戦略」を打ち出した．これらは，健康寿命を2年程度延ばすことを目標に，栄養，運動，休養，たばこ，アルコール，歯の健康，糖尿病，循環器病，がん対策，介護予防などの健康問題に関わる施策である．人々は，健康には関心がありながらも，アンバランスな栄養摂取，朝食欠食，不規則な食事時間，運動不足　睡眠障害，局部疲労の蓄積，喫煙，過度の飲酒など，好ましくない生活習慣を続けている場合がある．それらを改善しやすいように，具体的な食事摂取基準，身体活動・運動量・体力の基準値，睡眠指針などが示されている．

生活習慣病は，継続により発症する確率が高まる慢性疾患群と，遺伝子異

常，加齢などの遺伝要因，病原体，有害物質などの外部環境要因も発症に大きく関わる疾患群とにわけて考えることができる．前者には，糖尿病，高血圧症，高脂血症，脳卒中，心筋梗塞，合併症などが含まれる．

図 3.12 に糖尿病，図 3.13 に高血圧症，図 3.14 に高脂血症，図 3.15 にメタボリックシンドロームの状況，図 3.16 に運動習慣のある者の割合，図 3.17 に介護が必要となった要因を示す．

2002 年における糖尿病の患者数は 740 万人，予備軍も 1620 万人おり，とくに 45～65 歳の糖尿病医療費が増えている．高血圧症の患者数は低下傾向にあるが，軽症高血圧は男性 40～50 歳代で 30％，女性 60 歳代で 20％を超えている．自覚症状の少ない高血圧症，高脂血症は，検査で知ることが多く，受療率はともに 40 歳代後半から上昇している．これらの発症には肥満が関連すると言われている．BMI 値が 25 以上を肥満，18.5 未満を低体重（やせ）とすると，男性 30～60 歳代で 30％以上が肥満，女性 20 代では 20％がやせであり，40～50 歳代の肥満者は減る傾向にある．しかし，内臓脂肪型肥満の傾向は男女とも 40 歳以上で高くなっている．壮年期における死因の第 1 位は悪性新生物であるが，世界がん研究基金と米国がん研究機関による栄養とがんの関連のまとめ（1997 年）によると，野菜・果物・塩分の摂取，身体活動，肥満，アルコール，喫煙とのリスクが高いと報告されている．栄養素別の摂取傾向は，

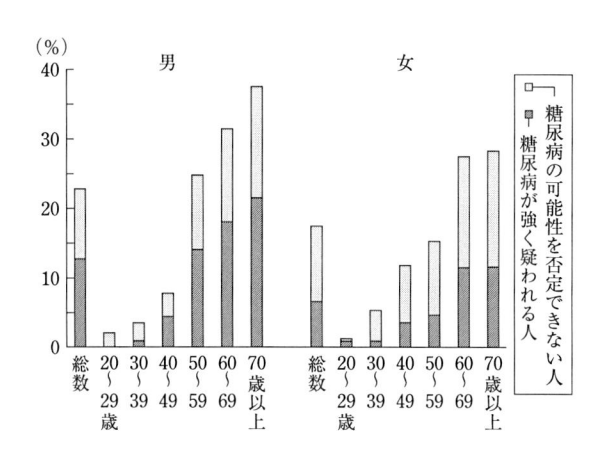

図 3.12 糖尿病が強く疑われる人および糖尿病の可能性を否定できない人の割合（厚生労働省：糖尿病実態調査，2002）

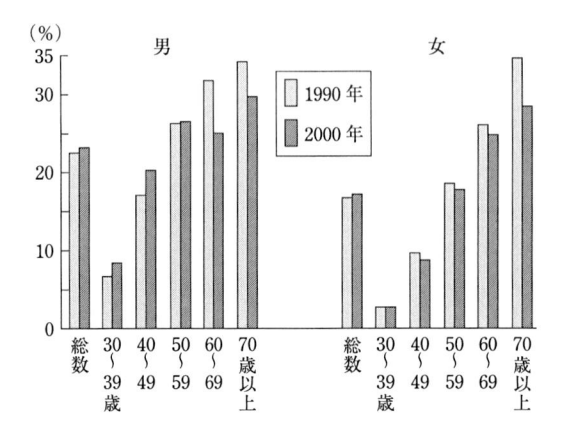

図3.13 最高血圧160 mmHg以上または最低血圧95 mmHg以上の者の割合（厚生労働省：第5次循環器疾患基礎調査）

比較にあたっては，1990年の調査で参考とした，1962年にWHOが設定した高血圧の分類（1999年改訂）である「最高血圧160 mmHg以上または最低血圧95 mmHg以上」に基づいて行った．

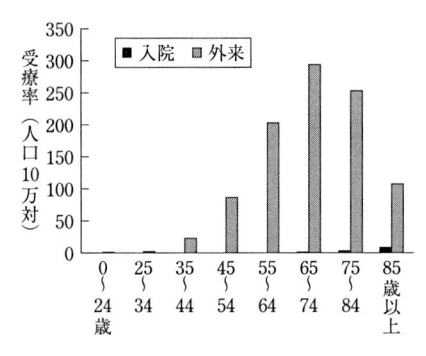

図3.14 年齢階級別にみた高脂血症の受療率（厚生労働省：患者調査，2002）

塩分が低下，タンパク質，脂肪は10年前をピークに低下，糖質は2000年から上昇している．運動習慣（2004年）は，図3.17のように，男性60歳代で上がっている．国民健康・栄養調査（2004年）によると，週3回以上飲酒する人の割合は，男性52.4％，女性15.4％である．アルコール消費量は1992年から横ばいではあるが，2002年の患者調査によればアルコール精神病，アルコール依存症は約2万人と増加傾向にある．また全国たばこ喫煙者率調査（2005

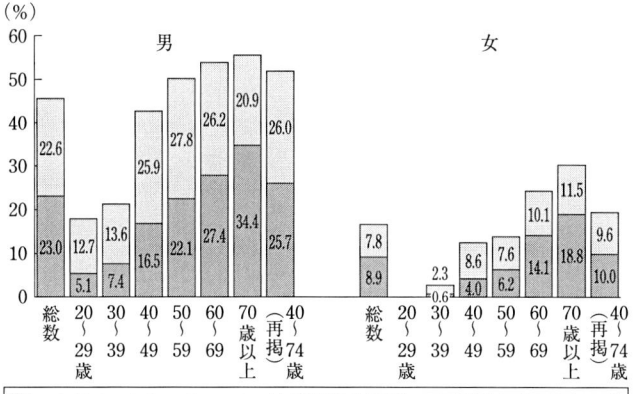

図 3.15 メタボリックシンドローム（内臓脂肪症候群）の状況（20 歳以上）
（厚生労働省：国民健康・栄養調査，2004）

凡例:
- □ メタボリックシンドローム（内臓脂肪症候群）の予備群と考えられる者
  腹囲が男性 85 cm 以上，女性 90 cm 以上で，3 つの項目（血中脂質，血圧，血糖）のうち 1 つに該当する者
- ▨ メタボリックシンドローム（内臓脂肪症候群）が強く疑われる者
  腹囲が男性 85 cm 以上，女性 90 cm 以上で，3 つの項目（血中脂質，血圧，血糖）のうち 2 つ以上に該当する者

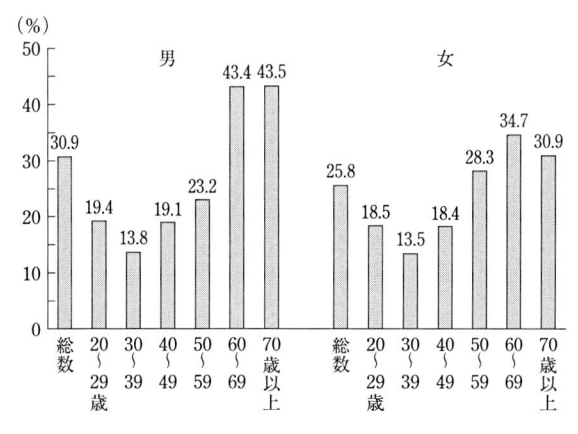

図 3.16 運動習慣のある者の割合（厚生労働省：国民健康・栄養調査，2004）
運動習慣のある者とは，1 回 30 分以上の運動を週 2 回以上実施し，1 年以上持続している者である．

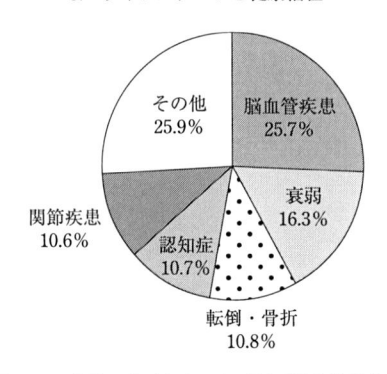

図 3.17 介護が必要となった原因（厚生労働省：国民生活基礎調査，2004）

年）によると，喫煙者率は男性 45.8％，女性 13.8％で，喫煙する男性の 4 人に 1 人，女性の 3 人に 1 人がやめたいと思っている．禁煙回数は，平均で 4.6 回，50 歳代男性では 5.7 回である．また，脳血管疾患は 40〜54 歳の死因で第 4 位，55〜64 歳で第 3 位となっているが，とくに脳卒中は後遺症として障害が生じ，臥床のきっかけとなる等，図 3.17 のようにその後の介護が必要となる可能性が高い．疾病の予防対策には，健康を増進し，発病を予防する一次予防，早期発見，早期治療を目的とする二次予防，社会復帰を目的とした三次予防がある．とくに壮年期では，今まで以上に一次予防に重きを置くことが必要であり，生活習慣の見直しと改善が課題である．

人生の目標が健康そのものの場合，目的は単に病気にならない，疾病を治す，命を延ばすことになりがちである．しかし，健康をよりよい人生を送る手段としてとらえた場合は，目的は生活の質の向上となる．壮年期の健康福祉を考えるには，高齢社会における幸福，生きがいとは何かを改めて考えなければならない．医療費，介護給付費が負担公平型をとるのに対し，医療提供体制や介護保険のサービス，障害福祉サービス，雇用政策は一定水準型をとるのが望ましい．多様なニーズは，地域特性を重視した包括的サービスにもつながり，健康福祉の多様性を生みだす可能性がある．しかし，多様性が生みだす差異が格差となる場合には，しかるべき是正も必要である．

生活の中にバランスよく仕事，余暇，趣味・あそび・レジャー，家庭・交友

関係，地域交流，社会参加，社会貢献，ライフワーク，健康体力づくり，家庭経済・財産などを配分し，心豊かに過ごすことが，これからの壮年期の健康福祉において大切なことではないだろうか．

3.7 老年期の健康福祉

3.7.1 これからの介護予防

世界一の長寿国で知られる日本は，平均寿命が80歳を超え，快適でたいへん豊かな生活を手に入れた．しかし，ますます少子高齢社会が進展する中で，年金問題や介護保険問題など，早急な対応に迫られる課題も多く抱えている．

現在，65歳以上の高齢者は，2004年で2431万人，要介護認定の高齢者は，400万人に達しており，介護保険費は5.5兆円である．今後の予想では，2015年に高齢者が3277万人，要介護認定者数が640万人以上，介護保険費は12兆円と予想されている（表3.3）．

介護保険費の拡大を防ぐためには，保険を利用しなくてもすむような元気な体づくりや健康維持，体力の向上に主眼をおく必要がある．つまり，病気にならないための，予防を重視したシステムへの転換である．

介護予防とは，要介護状態の発生をできるかぎり防ぎ，遅らせることと，要介護状態の悪化をできるだけ防ぎ，いきいきした生活が送れるように支援することである．

つまり，老年症候群である認知症，転倒，うつ病，閉じこもり等の予防を行い，要介護状態になる以前の高齢者，もしくは，将来，介護が必要となるかもしれない高齢者予備軍に対し，「運動器の機能向上」や「栄養改善」「口腔機能向上」などの介護サービスを実施し，生活機能低下を防ぐことが必要である．

表3.3 高齢者人口とその年次推移（厚生労働省資料より）

	2000年	2004年10月	2015年	2025年
高齢者数合計	2242万人	2431万人	3277万人	3473万人
前期高齢者数	1319万人	1376万人	1703万人	1447万人
後期高齢者数	923万人	1055万人	1574万人	2026万人
要介護認定者数	256万人	400万人	640万人	—
介護保険費	3兆6000億円	5兆5000億円	12兆円	20兆円

本来，介護保険は自己予防に努め，自立を支援するという理念が根底にあるが，2000年から制度施行後，軽度の要介護者が急増していることに加え，介護予防の効果が上がっていない現状が浮き彫りになっている．これは，介護サービスの目的が，生活機能や身体諸機能の維持・改善であるにもかかわらず，結果として，サービス利用が家事手伝い援助に陥り，自立を援助するための身体機能の維持・改善ではなく，さほど身体を動かさなくてもよい状況を生みだしている可能性があるからである．

　要介護状態になる原因は，脳血管疾患などにより，急に生活機能が奪われる脳卒中タイプ，加齢に伴い徐々に生活機能や身体機能が衰える廃用症候群タイプ，認知症による認知症タイプに類別され，どれも疾病と老化によるものである．

　要介護状態の原因となる疾病は，要介護2以上では，脳卒中（脳梗塞）や認知症などが多く，状態が悪化するにつれ，その割合も増加する．要支援，要介護1の軽度である要介護者の多くは，骨折や転倒，関節疾患，高齢による衰弱が多い．すなわち，要支援または要介護1の軽度の要介護者は，要介護認定者全体の約半数を占めているが，この約半数の介護状態になる原因は，加齢に伴い，徐々に機能や体力が衰えるためになる，主として廃用症候群に関連する原疾患が多いのである（図3.18）．すなわち，要介護度のレベルによって，疾患の構造が異なるのである．

　また，認知症の予防には，ADL（activities of daily living，日常生活動作）の拡大が効果的なことからも，生活機能の低下や体力の衰えを普段から予防することを心がけることや，老年症候群の発症を予防することが，介護予防につながると思われる．

　要介護状態は，疾病の結果としての機能低下が原因で起こることがほとんどであり，疾病は日頃の生活習慣と密接に関係していることからも，介護予防を機能低下予防と疾病予防の両方から包括的にとらえて考えていくべきであろう．

　介護が必要な状態になるのを予防するという視点から考えると，要介護状態の原因となる生活機能や身体機能の低下を予防するための援助をどのようにサポートするかが，今後の焦点となるであろう．

〈軽度者の状態像の特性〉

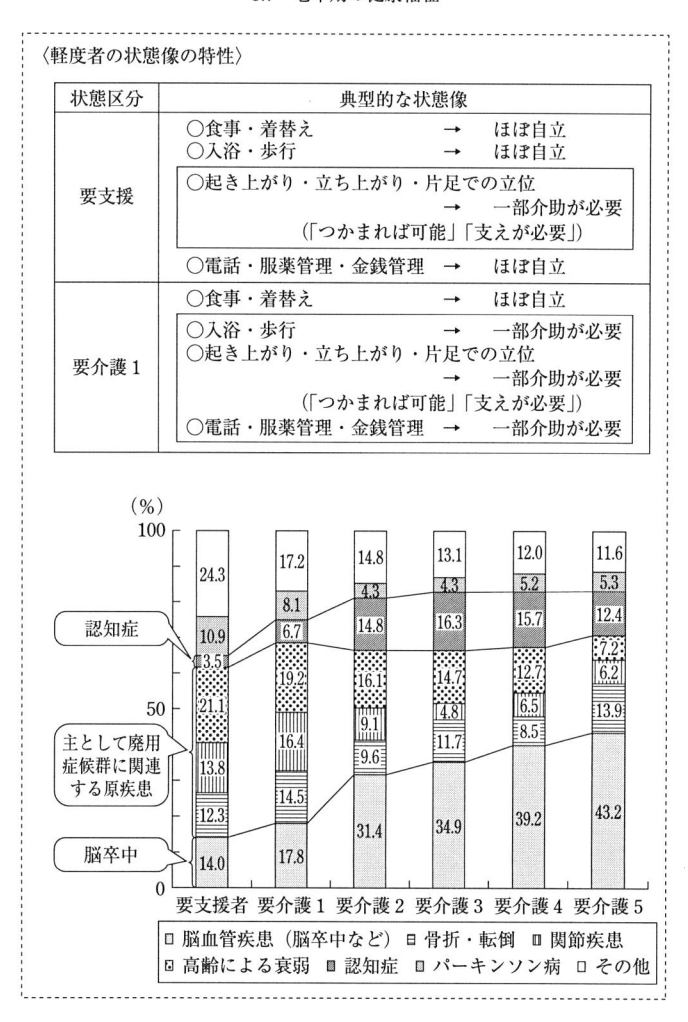

状態区分	典型的な状態像
要支援	○食事・着替え　　　　　　→　ほぼ自立 ○入浴・歩行　　　　　　　→　ほぼ自立 ○起き上がり・立ち上がり・片足での立位 　　　　　　　　　　　　　→　一部介助が必要 　（「つかまれば可能」「支えが必要」） ○電話・服薬管理・金銭管理　→　ほぼ自立
要介護1	○食事・着替え　　　　　　→　ほぼ自立 ○入浴・歩行　　　　　　　→　一部介助が必要 ○起き上がり・立ち上がり・片足での立位 　　　　　　　　　　　　　→　一部介助が必要 　（「つかまれば可能」「支えが必要」） ○電話・服薬管理・金銭管理　→　一部介助が必要

図3.18　要介護度別の介護が必要となった原因の割合（厚生労働省：国民生活基礎調査，2001）
厚生労働省老健局老人保健課において特別集計．調査対象者4534人．

3.7.2　介護予防のための運動実践

　介護予防のための運動実践は，健康の維持・増進と，生活機能や身体機能の低下を防ぎ，ADLの向上を図るために，それらの機能低下を防ぐ身体づくりを行うことである．すなわち，高齢による衰弱，転倒，骨折，老化による認知

症などの老年症候群の発生を予防することと，その進行を抑えることである．老化による運動機能の低下が運動を制限し，さらに機能が低下するという悪循環に陥らないようにすることも必要であろう．

また，運動することへのきっかけづくりとして，毎朝，ラジオ体操をすることも1つであろうし，ウォーキングやゲートボール等，軽度なレクリエーション的な運動を，日常生活の中で実施することも必要である．運動は，いきなり多くの量や回数を行うのではなく，簡単な体操や適度な筋力トレーニングを，自分のペースで楽しく行うことが大事である．そして，何よりも重要なのは，継続して行うことである．

身体を鍛えるという意識よりは，現在の筋力を維持することを目的とし，無理をせず，自分のペースでできることを継続することがいちばんである．運動は食事と同じで，一度にたくさんの栄養を摂取したとしても，すぐには吸収されない．普段からのバランスの良い食生活の積み重ねが大切であることは，誰もが周知の通りである．

一度に強度の高い負荷をかけ，たくさん行うのではなく，はじめは少量でもよいので，できることを継続することが大切である．いきなり強い負荷を身体にかけると，健康になるどころか，反対に関節炎などを引き起こし，ケガをする場合もあるため，運動を実践する場合は，専門の指導者の指示により実施することをお勧めする．

通常，筋力のピークは20歳代であり，その後の加齢に伴う筋力の減少率は，60歳までは，年間減少率が2％程度である[63]．しかし，60歳代では15％に，70歳代では，なんと30％にも達する[64]．普段の生活で動作が減少し，筋力を使うことが不足してくると，加齢とともに筋力は低下し，気がつけば，足腰や腕の力が弱って，生活するために必要な機能が徐々に失われるという事態が起こりうると考えられる．

普段からからだを動かすことの必要性を認識して，身体を動かす習慣をつけておくことが大事であろう．

筋力や体力を向上させようと思うと，何となく気が重くなる気がする．しかし，何もしないと筋力は，加齢に伴い低下する．大きな目標を達成しようと考えるのではなく，現状を維持するという考え方でできることにチャレンジすれ

ばよいのである．生活機能や身体機能の低下を防ぐための運動や筋力トレーニングは，日頃からの積み重ねが重要であり，継続することが，健康になるための貯金と考えよう．

【文　　献】

1) 本保恭子・前橋　明：子どもの健康な発達と子育て環境，子どもの福祉研究　**2**, 3-26, 2004.
2) 前橋　明：最新健康科学概論，朝倉書店，pp. 110-116, 2005.
3) 川井　尚ほか：育児環境と子どもの心身状態との相互性に関する研究，日本総合愛育研究所紀要　**29**, 27-40, 1992.
4) 内閣府：少子化社会白書（平成20年版），ぎょうせい，pp. 1-7, 2008.
5) 山田奈生子：有意語数の少ない1歳6ヶ月児55例の生活時間に関する検討，小児科診療　**60** (9), 1520-1529, 1997.
6) 山本真実ほか：子ども家庭福祉施策の評価に関する考察（2）「子育ての社会的支援に関する意識調査」の結果から（1），日本子ども家庭総合研究所紀要　**35**, 239-257, 1999.
7) 大日向雅美：日本的な母子関係と夫婦関係，現代のエスプリ　**342**, 137-143, 1996.
8) 佐々木正美：児童精神科医の見る子育て不安，現代のエスプリ　**342**, 28-32, 1996.
9) 神庭純子ほか：乳幼児を持つ母親の育児上の心配事（1ヶ月から3歳の縦断的検討），小児保健研究　**62** (4), 504-510, 2003.
10) 島田美恵子ほか：産後1ヶ月間の母子の心配事と子育て支援のニーズに関する全国調査（初産経別，職業の有無による検討），小児保健研究　**60** (5), 671-679, 2001.
11) 鈴木美由紀ほか：現代の親子に対する保育者の意識に関する研究（睡眠-覚醒リズムに関して），小児保健研究　**61** (4), 593-598, 2002.
12) 日本子ども家庭総合研究所：日本子ども資料年鑑2006，KTC中央出版，p. 19, 2006.
13) 岡山県保健福祉部健康対策課：岡山県の母子保健　平成17年度版，岡山県保健福祉部，pp. 1-15, 2005.
14) 厚生統計協会：厚生の指標「国民衛生の指標」　**54** (9), 93-101, 2007.
15) 橋本好市：よくわかる子ども家庭福祉　第5版，ミネルヴァ書房，pp. 164-165, 2007.
16) 内閣府：少子化社会白書（平成16年版），ぎょうせい，pp. 15-56, 2004.
17) 八重樫牧子：ウェルフェアからウェルビーイングへ　子どもの視点にたった児童家庭福祉，葛生栄二郎編：人間福祉学への招待—未来をひらく福祉入門—，法律文化社，pp. 77-101, 2005.
18) 前橋　明：いま，子どもの心とからだが危ない，大学教育出版，p. 10, pp. 77-79, 2004.
19) 厚生労働省：平成18年度　児童相談所における児童虐待相談対応件数等, 2008. (hpp://www.mhlw.go.jp/bunya/kodomo/dv16/index.html)
20) 八重樫牧子：母親の虐待的傾向および虐待的経験との関連性からみた母親の子育て不安，子ども家庭福祉学　**3**, 17, 2003.

21）武井祐子：幼児期，平山　諭・鈴木隆男編：発達心理学の基礎と臨床　第1巻　ライフサイクルからみた発達の基礎，ミネルヴァ書房，pp. 102-106, 2003.
22）エリクソン，E. H. 著，仁科弥生訳：幼児と社会1，理想社，pp. 317-353, 1977.
23）厚生労働省：保育所保育指針（平成20年3月，厚生労働省告示第141号）．(http://www.mhlw.go.jp/bunya/kodomo/hoiku04/pdf/hoiku04a.pdf)
24）芝野松次郎：社会福祉実践モデル開発の理論と実際，有斐閣，pp. 151-152, 2002.
25）山縣文治：子ども家庭福祉サービスの考え方，柏女霊峰・山縣文治編著：増補　新しい子ども家庭福祉，ミネルヴァ書房，p. 30, 2002.
26）山内昭道監修：子育て支援用語集，同文書院，p. 5, 2005.
27）岡本夏木：幼児期―子どもは世界をどうつかむか―，岩波書店，pp. 2-19, 210-225, 2005.
28）松尾瑞穂・前橋　明：沖縄県における離島幼児の健康福祉に関する研究（I）―石垣島の幼児の生活実態とその課題―，食育学研究　**2**(1), 43-51, 2007.
29）前橋　明：健康福祉科学からの児童福祉論，チャイルド本社，2003.
30）前橋　明：いま，子どもの心とからだが危ない―子どもの未来作戦2―，大学教育出版，pp. 12-13, 2006.
31）門脇厚司：子どもの社会力，岩波書店，pp. 59-64, 2003.
32）森本　哲：小児の不定愁訴の疫学的研究―第2報：生活行動の影響について―，小児保健研究　**53**(6), 856-862, 1994.
33）奥田援史・嶋崎博嗣・金森雅夫：幼児の心の健康と生活状況要因との因果関係，小児保健研究　**65**(3), 432-438, 2006.
34）厚生労働省：平成16年度　人口動態統計月報年計（概数）の概況，2004. (http://www.mext.go.jp/toukei/saikin/hw/jinkou/geppo/nengai04/kakka5.html)
35）厚生労働省：平成16年版　少子化社会白書全体版，2004. (http://www8.cao.go.jp/shoushi/whitepaper/w-2004/html/index.html)
36）全国学童保育連絡協議会：2003年5月1日現在の学童保育調査報告，2003. (http://www2s.biglobe.ne.jp/~Gakudou/)
37）文部科学省：平成20年度コミュニティ・スクール推進事業について，2008. (http://www.mext.go.jp/a_menu/shotou/community/005/08052310.htm)
38）インターナショナルすこやかキッズ支援ネットワーク事務局編：日本幼児教育学会第14回大会ラウンドテーブル発表趣旨「子どもと大人の生活リズムとその問題を考える」，子どもの健康福祉研究　**3**, 79-81, 2005.
39）文部科学省：高等学校学習指導要領　第6節保健体育　保健目標　平成10年の教育課程審議会答申，1998.
40）日本学校保健会：平成16年度　児童生徒の健康状態サーベイランス事業報告書，2004.
41）田村裕子・黄　義龍・前橋　明・中永征太郎：幼少年期の健康福祉に関する研究（I）―児童・生徒の睡眠時間・朝食摂取・元気さの実態とその課題―，幼少児健康教育研究　**12**(2), 41-49, 2005.

42) 田村裕子・平松恵子・野々上敬子・今滝晃市・前橋　明：児童・生徒の生活状況と健康管理，日本幼少児健康教育学会第21回大会抄録集，pp. 46-47, 2003.
43) 田村裕子・前橋　明・中永征太郎：高校期の健康福祉に関する研究（II）—高校生の体力に関わる生活実態について—，日本幼少児健康教育学会第23回大会抄録集，pp. 156-157, 2004.
44) 田村裕子・野々上敬子・中永征太郎・門田新一郎：中学生における就寝時刻ならびに不定愁訴の発現と情報機器使用時間との関連，第37回中国・四国学校保健学会講演集，p. 44, 2005.
45) 厚生省編：厚生白書（平成9年版），pp. 70-73, 1997.
46) 健康・体力づくり事業財団：健康日本21（21世紀における国民健康づくり運動について），pp. 71-78, 2000.
47) 文部科学省：心の健康と生活習慣に関する指導，pp. 16-19, 2003.
48) Belloc, N. B. and Breslow, L. : Relationship of physical health status and health practices. *Prev. Med.* **1** : 409-421, 1972.
49) 兼宗美幸・星　永ほか：本学女子学生の健康習慣と月経に関する実態調査，埼玉県立衛生短期大学紀要　**18**, 47-53, 1993.
50) 厚生労働省：平成16年度　国民健康・栄養調査報告，2004.
51) 前橋　明・大森豊緑編：最新健康科学概論，朝倉書店，pp. 126-127, 2005.
52) 日本栄養士会監修：「食事バランスガイド」を活用した栄養教育・食育実践マニュアル，第一出版，pp. 6-25, 2006.
53) 後閑容子，蝦名美智子編：健康科学概論第2版，廣川書店，p. 79, 2001.
54) 坂本吉正，駒井説夫，萱村俊哉：現代健康教育学，朝倉書店，pp. 101-105, 1998.
55) フリーダン，ベティ著，山本博子・寺沢恵美子訳：老いの泉，西村書店，1995.
56) 厚生統計協会：国民の福祉の動向・厚生の指標　臨時増刊・第52巻第12号　通達第819号，2005.
57) 厚生統計協会：国民衛生の動向・厚生の指標　臨時増刊・第53巻第9号　通達832号，2006.
58) 厚生労働省編：厚生労働白書（平成18年版）　持続可能な社会保障制度と支え合いの循環〜「地域」へ参加と「働き方」の見直し〜，2006.
59) 社会経済生産性本部メンタル・ヘルス研究所：産業人メンタルヘルス白書（2006年版），2006.
60) 安梅勅江編著：コミュニティ・エンパワメントの技法—当事者主体の新しいシステムづくり—，医歯薬出版，2005.
61) 有馬朗人著者代表：ライフサイクル，東京大学出版会，1996.
62) 経済企画庁編：国民生活白書（平成13年版），2001.
63) Bassey, E. J. and Harries, U. J. : Normal values for handgrip strength in 920 men and women aged over 65 years, and longitudinal change over 4 years in 620 survivors. *Clinical Science* **84** (3) : 331-337, 1993.

64) Danneskiold-Samsoe, B., Kofod, V., *et al* : Muscle strength and functional capacity in78-81-year-old men and women. *European Journal of Applied Physiology & Occupatinal Physiology* **52** (3) : 310–314, 1984.

4. 親と子の健康福祉

4.1 子どもを取り巻く現状と課題

4.1.1 健やかな心の成り立ち

　一人の子どもの出生に際し，両親をはじめ，周囲の誰もが願うのは，子どもが生涯にわたって健やかな心で幸せに生きていってくれることであろう．しかし，当然のことながら，両親がいくら愛情を注ぎ，完璧な育児条件を整えたとしても，それだけで心が健やかに育ち，人として幸せになれるというものではない．人間は社会的な動物と言われているように，人と人とのかかわりというネットワークがすべての発達の基盤にある．したがって，その関係性において，子どもの発達を考えないかぎり，真の幸せを一人の子どもにもたらすことは難しい．

　それを可能にするためには，発達を「個人に内在する能力の自己展開」とする旧来の考え方の上に，「複雑な社会構造の中で，しなやかに立ち振る舞うために必要とされる対人交渉能力と愛他行動」をしっかりと据えることが必要であり，それが健やかな心の源泉であり，人間としての幸せに結びつくという観点において，支援が行われることが重要である．

　この場合の対人交渉能力というのは，広い意味におけるコミュニケーション能力を指し，これには感情・情緒，言語，社会性など，人間としてのあらゆる側面が包括されている．子どもは，生まれながらに環境，とりわけ人間と相互に関係を保つための能力を基本的に準備された状態で生まれてくることが指摘

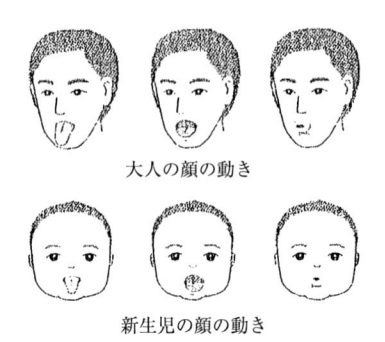

図4.1 新生児の生得的模倣（小林・寺見, 2003）[1]

されている．図4.1では，実験者が生後1か月未満の新生児を腕に抱き，顔を見つめながらゆっくりと舌を出すと，それを見つめていた新生児が自分の舌を出す等，実験者の表情に対応して，自分の表情を変えることが報告されている[2]．これは共鳴動作と呼ばれており，新生児の原始的なコミュニケーション能力の1つである．

また，人の顔を含めた様々な刺激図形を見せて，どの刺激図を最も長い時間見続けるかということを調べた実験（選好注視法）では，図4.2に示すように，生後1週間の新生児でも様々な刺激図の中から，とくに人の顔を選んで，より長い時間見つめることが明らかにされている．また，この傾向はどの年齢においてもみられることがわかった[3]．

これらのことから，新生児は人の顔に対して選択的に注意を向けるという感

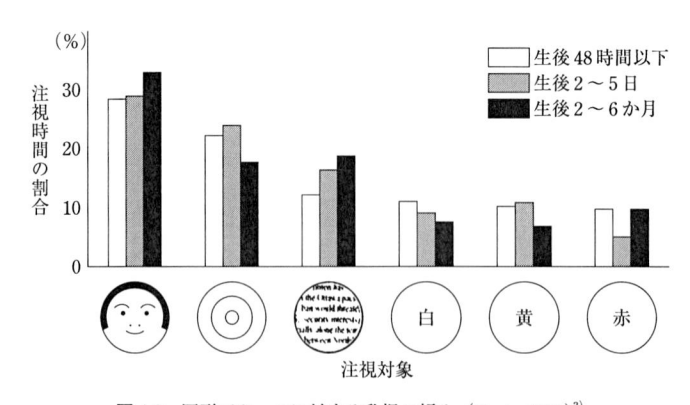

図4.2 図形パターンに対する乳児の好み（Fantz, 1961）[3]

受性を生得的にもっており，他者とつながり合うことを求めて生まれてくると考えられる．一方，母親の方も，他児の泣き声よりも自分の子どもの泣き声が聞こえると心拍数が変化すること[4]，また，それによって母乳の出が促進されるということも報告されている．これらは，交替反応と呼ばれており，人と人とのコミュニケーションを成立させるための原型となっている．そして，母親と子どもの心理的な結びつきを強めて愛着を形成させる上で不可欠なものとなっている．

これら一連の行動は「愛着行動」と呼ばれており，先述のメルツォフ（Meltzoff）ら（1977）[2]による報告のように，子どもが母親の行動を模倣（同調）したり，母親が話しかけると手や足の動きが活発になる等，子どもの反応が母親としての自覚を促し，子どもに対する愛着の芽生えに貢献している．このような母親と子どもの相互的な愛着行動の積み重ねが，自分を大切な存在として肯定する心や，自分を受け入れてくれる母親に対する信頼感を，子どもの内面に育てていくことにつながっている．また同時に，母親の側にも，子どもを"可愛い"と感じる心や，子どもを慈しみ育てるといった，育児行動の基本的な条件としての"母性"の発達に大いに貢献することになる．また，「女性は，子どもを産めば，必ず母親になれる」といった母性神話はすでに崩壊し，母親もそれまでの生涯を引きずりながら発達していくものであるとする，生涯発達の意味も理解できるのである．

人が幸せであるための重要課題としての"自他を肯定する心"は，特定の養育者（主に母親）との愛着の発達を基盤として育つことを考えると，これら一連の母と子の相互作用が円滑に行われるような配慮と支援が，子どもの健やかな心の発達にとってより重要なこととして意味をもってくる．

次に，もう1つの大切な事柄としては，「心の健康」というと，とかく心身が健常であることが前提条件のように考えられがちであるが，必ずしも両者は直線的に結びつくものではないという視点であろう．WHO（World Health Organization，世界保健機構）が，2001年に行った障害概念の見直しにより，障害と健常を対極的に考えることは意味のないものになってきていることを理解しておく必要があろう．

例えば，日常生活における困難度は，障害の程度を測る上での目安にはな

る．しかし，障害があることだけで，その生活が必ずしも困難なものになるとは限らないという考え方も成り立つ．生活環境をバリアフリー化することで，今まで不可能であった日常の動作が可能になったり，周囲が障害を正しく理解した上での適切な支援を行う等，環境を整備することにより，障害による生活上の困難度を軽減することができる．そうすることで，障害があることによる困難度，すなわち，障害そのものが軽度化し，地域社会の中でいきいきと自己発揮し，健やかな心で自己実現を果たすことは十分に可能であろう．

　問題にしなければならないのは，医学的にも心理学的にも，なんら障害が認められないにもかかわらず，生活経験の乏しさや養育環境上の著しい問題によって，対人交渉能力はおろか基本的生活習慣を中心とした日常生活上の困難を抱えている子どもたちが増加の傾向にあるという現実である．場合によっては，そのことが子どもの重大な犯罪に結びついていく可能性も懸念されており，近年の社会的問題となっている．

　このように，健やかな心はより生きやすい社会をつくっていこうとする営みの中で育つものとしてとらえられるべきであり，そのような視点からの理解と支援が求められている．そのために，現在の子どもを取り巻く社会環境がどのような状況であるのか，また，なぜそのような状況に至ったのかについての理解を深め，さらに問題解決的な視点に立った支援のあり方について取り上げる．

4.1.2　子どもを取り巻く人間関係の変容と問題

　現在の子どもたちを取り巻く状況が，第一の団塊の世代が育った頃と比べて大きく変わった点の1つに，人間関係が複雑化したことがあげられる．かつての時代の子どもの行動範囲は，せいぜい学校と家庭という単純で限られたものであり，学校での友だちと，近所の仲間はだいたい共通しており，その人間関係は至ってシンプルなものであった．つまり，子どもの人間関係は，子どもの日常生活の中に自然に組み入れられ，連続し安定した関係であった．

　ところが，今の子どもたちは，学校での友だちに加えて塾やお稽古事での人間関係や，なかにはインターネットを通しての顔も見たことがないような人間とのつながりをもっている子どもも少なくない．塾に行けば，学区外の子ども

も加わり，人間関係はさらに拡大する．しかも，その関係は友だちであると同時に，互いに"受験"という目標をめぐって，成績とか試験といった競争という要素も含まれているので，学校における友だちとは質が異なっているといえよう．また，水泳や体操などの教室に行けば，絶えず進級テストが行われ，運よく進級すると次に待っているのは上の級の新しい友だちとの"仲間づくり"である．しかも，それは仲間とはいえ"記録"を競う相手でもある．さらに，サッカークラブや少年野球，バスケット等のクラブに所属すれば，個人としての技量の上達はもとより，チームワークを求められる．このように，子どもたちは多様な人間関係の中で，その都度，自らのおかれている立場に応じて役割を変更し，適応することが要求される．ほとんどの子どもたちは明るく屈託がないので，大人の目からはこういった日常をすんなりと受け入れているように見えるし，ストレスを感じているように思えない．したがって，このような子どものしんどさに気づいている大人は案外少なく，「心身を鍛えるよい機会になる」「勉強ばかりでは疲れるから，スポーツでストレスが発散できる」とか，「近所に友だちがいないから，塾に行けば友だちができて楽しいだろう」等，むしろそうすることが子どもをストレスから解放する手段になっているという解釈をしている場合が少なくない．

　さらに，多様な人間関係の経験は，子どもの社会性や生きる力を育てるためのよいチャンスになるというように短絡的に考えている大人が多いのではないだろうか．無論，子ども本人が「塾に行けば，友だちがいて楽しい」と感じていたり，前述のように，社会性の発達によい効果をもたらしているケースもある一方で，なかには幼いときからそのような状況が続いているためにストレスが日常化しており，それを自覚する能力までが低下している場合もある．ある時点までは順調に適応し，成果を上げてきたかのように見える子どもが，あることをきっかけとして努力しても成果が上がらなくなったり，突然，無気力状態に陥ったり，反対に破壊的な行動をとるようになるという問題も少なくないのが現状である．

　他方では，このような日々の忙しさの中で，寸暇を見つけてはゲームに没頭する等，実に上手に気分を転換する術を心得ている子どもたちもいる．子どもたちがゲームにのめり込む姿を見ていると，言葉を必要とせず，気も使わなく

てすむゲーム機という相手に逃げ込んでいるようにも感じられる．これは，ゲームが子どもたちの逃げ場となり，カタルシスとしての役割を果たしているという解釈も成り立つのではなかろうか．"教育的"な親の一部には，「視力が低下する」とか「勉強時間が少なくなり，学力低下の原因になる」，あるいは「ゲームばかりでは，生きた人間との関係が阻害され，社会性が育たない」等の理由から，無条件にゲームを否定的にとらえ，子どもからゲーム機を取り上げようとする考えもあるが，そうすれば上記のような心配が一切なくなるというような，単純なものではない．要するに，大人の管理下において，子どもに休息やあそびを保証しても，それが本当に子どもの心の開放にはつながらないのではなかろうか．大切なのは，子ども自身がその生活に充足感を感じているかどうかなのである．

　図 4.3 は，「イライラをもたらす原因」と，「あそびの充足感」との関係を，政令指定都市に住む小学校 4・6 年生，中学校 2 年生の 1 万 4400 人を対象に調査した結果である．あそびの充足感が，イライラ感を抑制するような方向で働き，結果として，子どもの心の安定に寄与していることがわかる．この結果から考えると，明らかに現代の子どもたちはイライラを募らせるような状況の中で生きていることが容易に推測できよう．あそびは，子どもの心を開放させるとともに，社会性や運動面などの心身の発達を促し，さらに子どもの生活を活性化させる要素になることから，子どもの日々の生活に，親しくなじんだ友だちとじっくり遊び込む時間を確保すること，さらに単に時間を確保するだけで

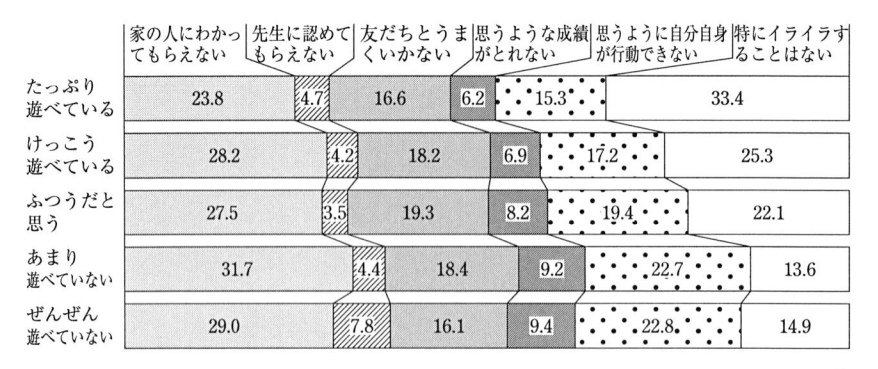

	家の人にわかってもらえない	先生に認めてもらえない	友だちとうまくいかない	思うような成績がとれない	思うように自分自身が行動できない	特にイライラすることはない
たっぷり遊べている	23.8	4.7	16.6	6.2	15.3	33.4
けっこう遊べている	28.2	4.2	18.2	6.9	17.2	25.3
ふつうだと思う	27.5	3.5	19.3	8.2	19.4	22.1
あまり遊べていない	31.7	4.4	18.4	9.2	22.7	13.6
ぜんぜん遊べていない	29.0	7.8	16.1	9.4	22.8	14.9

図 4.3　「イライラをもたらす原因」と「あそびの充足感」との関係（指定都市教育研究所連盟，2003）[5]

はなく，「あそびの充足感」という質的な面に目を向けることが重要である．

4.1.3 親の愛情＝過度な期待

多くの子どもは，学校や塾などの所属する先々で，程度の差こそあれ，成果を上げることが暗黙のうちに期待されているのではなかろうか．英語が喋(しゃべ)れ，ピアノが弾(ひ)け，運動もできる有能な大人になってもらいたい等という教育熱心な親の要求には限りがない．そのような親の多くは，学力を伸ばし特技を身につけさせることができれば，それが子どもの自信につながり，将来，有能な人間としての人生が開けると信じている．また，そのようなチャンスを与え育てることが，親としての愛情と義務だとも思い込んでいる．

しかし，このような子どもへの過度な期待感や思い込みの強さが，実は自分の自己実現の不全感からくるもの，つまり，自分のコンプレックスを子どもに投影している場合もあるということに気づいていない場合があまりにも多い．なかには，親自身が甘やかされて育ったために，歯止めや限界を経験することなく，世の中の事々がすべて自分の思い通りになるといった，幼児期からの全能感から抜け切れないまま大人になった親たちが，自分の望む子どもに仕立てることに，何の疑問や抵抗感をもたずに，子どもを追い詰めているというケースも数多い．子どもの気持ちを察したり，子どもの気持ちをわかろうとする前に，子どもを自分の思う通りにコントロールし，それが子どものためになることであり，正しいことであるというように，自分の考えや理想イコール子どものそれと勘違いしている親もいる．そのような親の子どもは，幼いときから，大人に従うことが通常のことになってしまっているために，親の前でも先生の前でも，本来の自分の気持ちをみせることなく，素直で指示に従ってよく努力するよい子である場合が多い．しかし，いつまでもよい子としてがんばり続けることなどできるはずもなく，それ以上がんばることが心身ともに無理な状態に至ったとき，また，がんばってもそれなりの成果が出なくなる限界状態に達したときに，必ずしもそれが犯罪に結びつくことはないにしても，何らかの破壊的な行動（いわゆる内的，外的な問題行動）となって表面化する場合もある．

たとえ，それが親にとって子どものためになると思えるようなことでも，そ

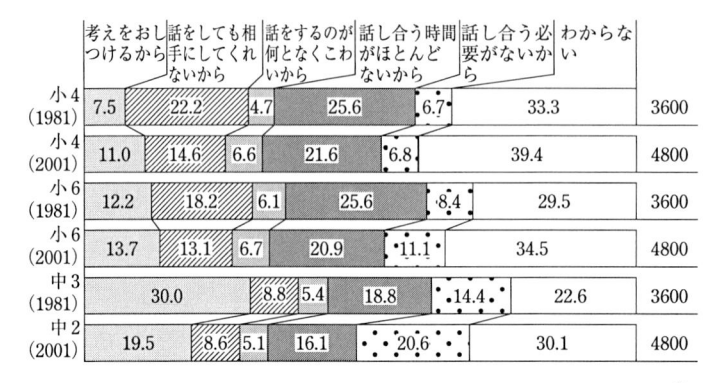

	考えをおしつけるから	話をしても相手にしてくれないから	話をするのが何となくこわいから	話し合う時間がほとんどないから	話し合う必要がないから	わからない	
小4 (1981)	7.5	22.2	4.7	25.6	6.7	33.3	3600
小4 (2001)	11.0	14.6	6.6	21.6	6.8	39.4	4800
小6 (1981)	12.2	18.2	6.1	25.6	8.4	29.5	3600
小6 (2001)	13.7	13.1	6.7	20.9	11.1	34.5	4800
中3 (1981)	30.0	8.8	5.4	18.8	14.4	22.6	3600
中2 (2001)	19.5	8.6	5.1	16.1	20.6	30.1	4800

図4.4 家の人と自由に話し合えない理由（指定都市教育研究所連盟，2003）[5]

れが子どもの思いとずれていたのではよい結果は期待できないばかりか，子どもの幸せとは程遠い結果を招くことになる．親は，自分の価値観を一方的に押しつけるのではなく，子どもの希望や気持ちをもっと深い懐で受け止める姿勢が求められているのではないだろうか．

　図4.4は，家の人と自由に話し合えない理由について，小学校4・6年生，中学校2・3年生を対象に，1981年と2001年の調査結果を比較したものである．特徴的なことは，「話し合う必要がない」「わからない」という回答が増加している点である．「話し合う必要がない」という回答は，親と話し合うことに意味を見いだしていない，あるいは親に対して拒否の姿勢を示しているということである．子どもは日頃の親との関係から，自分の話に対する親の反応をすでに察知し，無力感を覚えているのではないだろうか．親にしてみれば，このような子どもの気持ちに気づかず，一生懸命に子どもと関わっているにもかかわらず，子どもが何を考えているのかがわからないと感じている．このような結果は，親と子の距離の隔たりと関係の希薄化が進行していることの現れと考えられる．

4.1.4　心身のアンバランスとネット社会の弊害

　次に問題とすべき点は，子どもの発達過程における心と身体のバランスの崩れである．身体面や性的な面の発達は，発達加速現象に伴い，年々，前倒しになってきているが，心の発達がそれに伴っていないことから，様々な混乱が生

じてきているという問題である．考えてみれば，子どもが親の庇護の下で過ごす年限が，かつての成人すると同時に親から独立するということが常識のように考えられていた時代に比べると，格段に長くなっている．身体は完全に大人であるにもかかわらず，いつまでも親に依存するというスタイルが常態化し，それが今日の日本社会が抱える問題ともなっている．

親子関係が長引けば長引くほど，そこには摩擦が生じてくるのは当然で，なかにはそれを抱え込む親との軋轢から，家庭内暴力に象徴されるような激しい反抗や，極端な場合は親を殺さなければならないような憎しみに発展する例もある．親にしてみれば，一生懸命に子どものためを思って育ててきたのに，なぜ子どもがそのような行動に出るのかが理解できないし，当然そういった態度に出る子どもを受け入れることなどできるはずもない．教育熱心な親ほど，そういった傾向が強く，悩みぬいた末に子どもと自分たちの将来を悲観して，子どもを殺してしまうという例も過去にあった．

また，母子一体型の過保護と過剰な期待によって，乳幼児期の万能感を引きずっている子どもの中には，ある時点で万能感が傷つけられるような事態が生じると，挫折感や自己否定感へと一気に転換し，現実社会から逃避してインターネット等に溺れ込んだり，社会との接触を拒んで，引きこもってしまうということも起こってくる．

また，性の問題に関しては，性的な倒錯が背景に潜む殺人や，女子中高生による援助交際など，かつての時代には考えられなかったような状況にある．かつては，思春期に達した男子は，性に対する関心を，女性の先生や同級生の女子などの現実の女性に向け，憧れたり恋をして悶々と悩むといった，人間らしい心の経験から入っていったものであった．肉体的な性は，その先にあったのである．しかし，近年の子どもたちは，第二次性徴を迎える以前にテレビやビデオ，コミック，そして，インターネットのサイト等を通して，過激でゆがんだ性情報の影響を受けてしまっており，性的関心は直接的に肉体的なものに向けられるようになってしまっている．人を愛するという人間としての喜びや満足感を経験する前に，肉体的な欲望を満たす手段としてのみの性を経験してしまっているところに，近年の子どもたちの性意識の不健康さとゆがみを感じる．神戸や長崎で起きた，子どもの事件の背景には，こういった近年の社会的

状況が無関係であるとはいえないのではないだろうか．

4.1.5　大人の教育力の弱体化

　子どもたちが抱える多種多様な問題に対処できるほどの力と知恵を，今の社会や家庭はもっているであろうか．

　現代社会は，経済的で合理的なものを優先しすぎるあまり，そうでないものを排除する姿勢ができてしまい，このような複雑な子どもの問題を抱えるだけの懐を失ってしまっているという感じがしてならない．もちろん，悲惨な敗戦を経験した日本が，今日のような経済発展を遂げ，経済大国として世界から認められるようになったのは，日本人が経済性と合理性を追求し，並々ならぬ努力を行ってきた結果ではあるが，それと同時に，非生産的な事柄にも大切な意味があるという価値観や非合理的な機能を抱え込むこと，また，すぐには答えの出ない事柄に向かい合う辛抱強さというような姿勢を社会全体がいつの間にか失っており，それに伴って，地域社会のバックアップシステムが弱体化してしまったのではなかろうか．

　地域社会がそのようであるから，その中の単位としての家庭も，また例外ではあるまい．家庭の経済力を上げるために，親たちは一生懸命に働いている．もちろん，これはひいては「子どもたちの自己実現のために」という親なりの愛情であり，そのおかげで子どもたちはほしい物を手に入れ，行きたい学校に入学するための塾にも通うことを許されているのである．しかし，このような子どもの複雑な心に向かい合い，どのように導けばよいのかということになると，親たちにも答えを見いだすことが難しいというのが実状である．

4.1.6　疲れている子どもたち

　昨今の「子どもが疲れている」という現実は，私たちが想像するよりもはるかに深刻な状況にあるといえる．図4.5は，小学校5年生，中学校2年生，そして，高校2年生のそれぞれの精神的，肉体的な疲労感を示したデータ（1991年）であるが，すべての項目において，すでに小学校5年生で半数以上が疲れ傾向にあることがわかる．

　このような状況に至った原因は様々な角度から考えられなければならない

4.1 子どもを取り巻く現状と課題

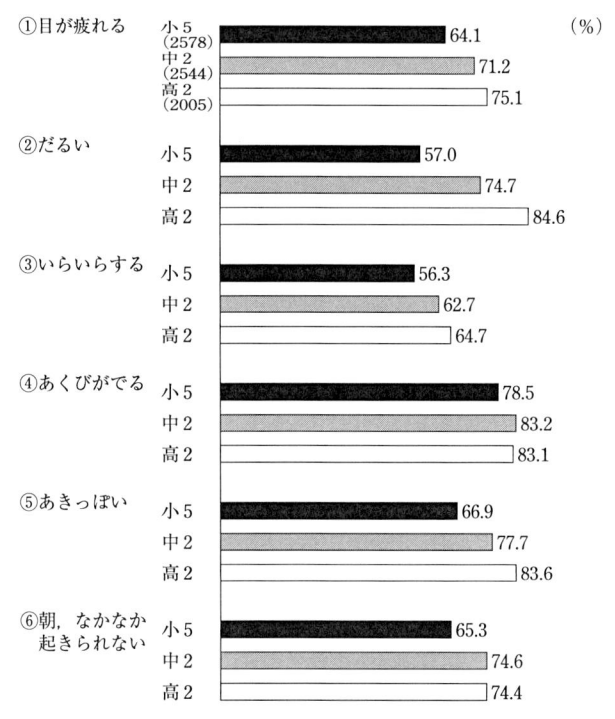

①目が疲れる	小5 (2578)		64.1 (%)
	中2 (2544)		71.2
	高2 (2005)		75.1
②だるい	小5		57.0
	中2		74.7
	高2		84.6
③いらいらする	小5		56.3
	中2		62.7
	高2		64.7
④あくびがでる	小5		78.5
	中2		83.2
	高2		83.1
⑤あきっぽい	小5		66.9
	中2		77.7
	高2		83.6
⑥朝,なかなか起きられない	小5		65.3
	中2		74.6
	高2		74.4

図 4.5 精神的,肉体的疲労(福武教育研究所,1991)[6]
数値は3段階の回答のうち,「とてもそう思う」と「少しそう思う」の合計.( )内はサンプル数.

が,上述のように,近年の子どもたちを取り巻く人間関係が,子どもが本来もっている許容量をはるかに超えて複雑かつ多肢にわたっているために,子どもを疲れさせる原因の1つになっているのではないだろうか.図4.6は,学校への行き渋りのきっかけについての調査結果であるが,友人との関係が原因とする子どもが最も多く,人との関係に悩む子どもの姿が浮き彫りになっている.このデータはすでに学校への行き渋り傾向にある子どもについての調査結果であるが,人間関係の不調がやがては対人関係上の問題を引き起こし,場合によっては不登校や引きこもりにまで発展するケースも珍しくない.

4.1.7 母親の焦りと不安

学校以外でも,塾や稽古事などで,学区を越えて多様な人間関係を体験する

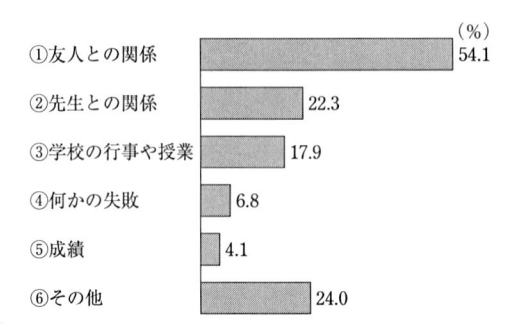

① 友人との関係　54.1 (%)
② 先生との関係　22.3
③ 学校の行事や授業　17.9
④ 何かの失敗　6.8
⑤ 成績　4.1
⑥ その他　24.0

図 4.6　行き渋りのきっかけ（中原・深谷，1991）[7]
複数回答で項目に○のついた割合.

ことを余儀なくされている子どもが多い．それが子ども自身の意欲に基づいた選択であったり，子どもの得意な分野を伸ばすための，しかも，子ども自身の喜びや達成感につながるようなものであれば問題にはならないし，子どもに内在する才能を伸ばすことや子どものいきいきとした自己実現のためにはプラスになるであろう．

　問題なのは，親の焦りや不安からくる強迫的な動機が背景にある場合である．このような親は，常に周囲の子どもたちを意識しており，その比較においてわが子を見ているために「皆がしていることを自分の子どもにさせていない」というだけで，焦りを感じてしまい耐えられなくなるのである．なぜならば，「自分の子どもだけが皆に遅れるのではないか」という不安が背景にあるからである．それなら，「皆と同じようにさせている」から安心かと思えば，次にそれをさせていることで「皆の中で遅れをとってはいけない．皆よりも上にならなければ」という，さらなる焦りを感じ，それが子どもへのプレッシャーになっている場合もある．もっと複雑なのは，そのような生活を子どもに強いながら，同時に「塾や稽古事をさせているせいで，子どもらしい生活をさせてやることができない」と悩み，「子どもは伸び伸びと育てなければならない」とか「子どもの自主性や主体性を育てなければならない」といった，二律背反的な価値観を併せもっている等，親自身の価値観が不安定かつ複雑で，信念をもって子どもと向き合えない状態にあることである．

　また，親の不安はとどまるところを知らず，親のいうことをよく聞いて素直

に努力する子どもをもてば，本来，それだけで十分な喜びであるはずが，「素直でよい子というのは，将来，問題の子どもになるのではないか」といった不安にかられ，反対に，自己主張のできる子どもをもつと，「素直に親のいうことを聞けない子どもは，将来，手のつけられないような反抗的な人間になるのではないか」といった不安に悩まされる．こうした親の不安が子どもに反映されて，一生懸命に努力して成績が上がっても，「いつ追い越されるかわからない」といった不安感から，達成感や喜びを感じることができない子どもや，常に「追い越されるのではないか」という不安感があるために，自分を追い越していくかもしれない友だちを信頼することができず，安定した友人関係が築けない等，学力もあり，いわゆる"良い子"の心も不安を抱えている場合もあり，複雑である．

4.1.8　健やかな子どもの心を育成するための手立て

近年の子どもを取り巻く問題点を整理すると，① 複雑かつ多様な人間関係，② 過重な課題や過度な期待，③ ネット情報の氾濫，④ 大人社会のもつ教育力の弱体化の4点に絞られる．

このうち，① と ② に関しては，親が，子どもの今の育ちにとって何が必要で，何が必要でないかということをしっかり認識することが問題解決の鍵になると考える．子どもの育ちに必要なこととは，今，どうしても経験させておかないと，将来，確実に不幸になるであろうという事柄である．それは，学力などの「できる・できない」といった能力的なことではない．人間が社会的な存在として，自分を生かし，同時に他者をも生かし，調和を保ちながら生きていくための知恵を育むことが最重要課題ではなかろうか．冒頭に述べたように，子どもは生まれながらにして社会的な存在として生きていくための力をすでにもっているという視点に立つことが肝要なのである．それは，「子どもの力を信じる」とか，「子どもの主体性を尊重する」という言葉で表現されており，言葉づらでは理解しているつもりでも，実践となるとなかなか難しいのが現実である．とくに，子どもと一体感が強ければ強いほど，こういった視点に立つことは難しい．母親ほど，子どもと一体的な立場に立っている関係は，ほかにはないからである．一体的であるからこそ，わが子をわが身のごとく愛するこ

とができるのであるが，反面，一体的であるために客観的に見ることができないのである．それが母性のもつ素晴らしさと怖さではないだろうか．つまり，母親が本来もっているこの課題を周囲の人間が十分に理解し，適切な支援を行う必要がある．

　このような理由から，子どもの心の健全な発達のためには，父親が重要な役割を果たしてもらいたいものである．子どもと一体的ではなく，別個の存在としての視点に立ち，子どもの将来を見据えて，「今この子どもにとって何が大切で何が必要か」ということを判断したり，子どもの言動を理解しようとする姿勢や，密着しすぎている母親と子どもの風通しをよくするような役割が求められる．また，自分たちの子どもという視点のみではなく，広く社会の中の存在として見る姿勢が，父親に求められているのである．このような視点が家庭の中にあると，子どもを他の子どもと比較して，一喜一憂したり，焦りや不安から子どもを否定したり，過重な課題を子どもに課して疲れさせるということも少なくなるであろう．親がゆったりと落ち着いて，本来，子どもがもっている個性をよい方向に伸ばせるような視点がどこかにあると，子どもの自律性が保障される．それが父親の役割であると同時に，地域社会もそれを補完する立場にあるという認識をもちたいものである．

　③については，子ども同士がしっかりと関われるような環境を大人が整えてやることが求められよう．あそびに充足感をもっている子どもほど，「誰にでも公平」「優しい」「信頼できる」といった社会性が高い友だちに恵まれていると感じているという調査結果もある[5]．あそびの場を提供するというより，友だちとの良好なかかわりがあるかどうかが，子どものいきいきとした生活を支えているのだという視点で，子どものあそびや日頃の様子に関心をもち，支援を行っていく必要がある．具体的な支援としては，友人関係が良好かどうかということを，絶えず子どもとの会話や子どもの様子から感じとり，暖かな友情を育むためのアドバイスを与えられる，大人との人間関係の構築である．このような視点は，他者の肯定的なとらえ方を通して育つ「他者を思いやる心」を育成するための必要条件となるであろう．

　友だちや家族とのかかわりが充実し楽しいと感じることができているような子どもは，たとえ現在のようなネット社会の中にあっても，それは利便性とい

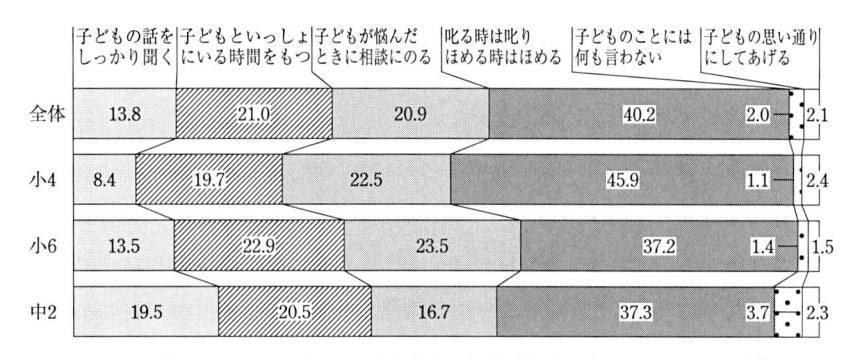

4.1 子どもを取り巻く現状と課題

| | 子どもの話を
しっかり聞く | 子どもといっしょ
にいる時間をもつ | 子どもが悩んだ
ときに相談にのる | 叱る時は叱り
ほめる時はほめる | 子どものことには
何も言わない | 子どもの思い通り
にしてあげる |
|---|---|---|---|---|---|---|
| 全体 | 13.8 | 21.0 | 20.9 | 40.2 | 2.0 | 2.1 |
| 小4 | 8.4 | 19.7 | 22.5 | 45.9 | 1.1 | 2.4 |
| 小6 | 13.5 | 22.9 | 23.5 | 37.2 | 1.4 | 1.5 |
| 中2 | 19.5 | 20.5 | 16.7 | 37.3 | 3.7 | 2.3 |

図 4.7 「親だったら子どもとどう向き合うか」（指定都市教育研究所連盟，2003）[5]

う健康な動機からネットに触れるだけで，その中に逃げ込むようなことにはならないであろう．いきいきとした人間関係の喜びは，何ものにも代えがたいものがあることを，健康な子どもたちは心身で感じているはずである．

④ に対する手立てとしては，親が信念をもって子どもに向き合うしか方法はないのではなかろうか．子どもに自分を親の立場に置き換え，「あなたは，自分が親だったら子どもにどのように向き合いますか」という質問を通して，子どもの意識を探った結果（図 4.3 と調査対象は同じ）が図 4.7 である．「叱るときは叱り，ほめるときはほめる」が，どの学年でも第 1 位回答である．「何もいわない」や「思い通りにしてあげる」という回答をした子どもは，極めて少数にとどまっている．このような結果から，子どもは，親にしっかりと関わってもらいたいし，人間として生きるための方向性をしっかりと示してほしいという願いをもっていることがわかる．

社会全体がしっかりとした規範を示し，親も迷うことなく，人としての基本姿勢と信念を子どもの前に提示する勇気と覚悟をもつことが求められているのである．

4.2 母親と子どもの発達と支援

4.2.1 子どもが育つ場としての家庭
a. 家族の変容

かつての日本の平均的な家族は，祖父母，父母，そして，4～5人のきょうだい等，多くの世代で構成されていた．しかし，1960年代の半ば頃から核家族化がはじまり，3世代などの多世代同居の家族は徐々に減少し，両親とその子ども2～3人からなる2世代家族が標準的になった．それ以降も，家族構成の変化はとどまることなく，少子化や一人暮らしの増加などによって家族の単位は縮小し続け，2000年では合計特殊出生率は1.38人と大きく減少し，この減少傾向は今もなお続いている（図4.8）．これは，未婚率の増加と子どものいない家庭，あるいは離婚などによる1人親家庭の増加，そして，子どもの数が1人ないしは2人にとどまっていることの現れである（18歳未満の子どものいる家庭の平均きょうだい数は，1.75人）．

ではなぜ，このように家族の姿が変わってきたのであろうか．かつての多世代家族が影を潜めたのは，若い世代が古い家族制度や親戚縁者，そして近所とのかかわりといった煩わしさを避けたことや，都市化や工業化などにより都市へと移動したことが大きな理由の1つとして考えられよう．2世代になったことで，若い世代は因習に縛られることなく，自由を獲得した．しかし，同時に，対人関係という人間の発展に欠くことのできない大切なものも失う結果を招いた．

多世代同居時代には，子どもは，血縁・地縁による固いきずなによって守られており，子どもに関わる"親"は多様であった．祖父母は，若い両親とは異なった視点から子どもと関わり，ときには親と子どもとの間のクッション的な役割を果たしていた．また，生みの親ではない"親"も，様々な立場で子育てに関わっていた．母乳の出ない母親に代わって子どもの命の糧を提供する"乳付親"，家事家業に多忙な母親や身体の弱い母親に代わって子どもの面倒をみる"守り親"，あるいは生まれた子どもの名前をつける"名付け親"など，様々な人々が母子と関わり，それぞれがそれぞれの立場で子どもの育ちを見守ってい

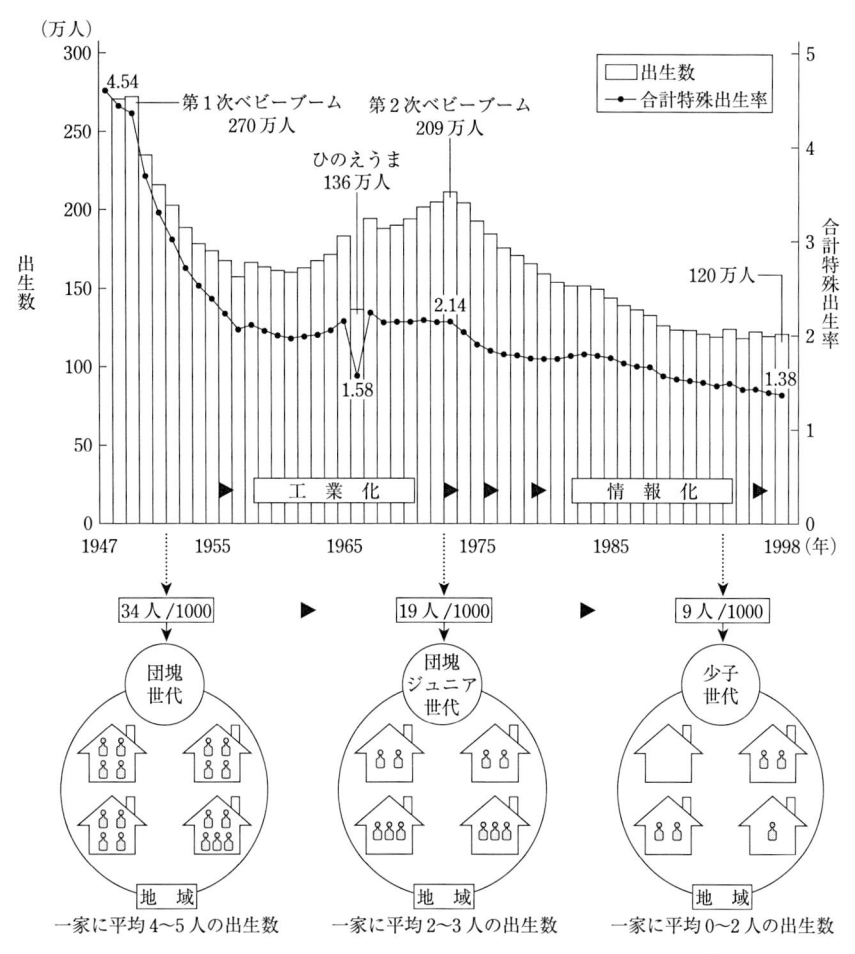

図 4.8 出生数，合計特殊出生率の推移（国立婦人教育会館編，2000）[8]

た．このように，子育ては生みの親である母親一人のものではなく，地域社会全体の管理と援助のもとでなされていたので，子どもたちは必然的に多様な結びつきの中で，自然にバランスよく育てられていたのである．子育てに関わる人間が多くなればなるほど，親による子育て上のゆがみが自然に薄められ攪拌される．そして，何よりも多くの人と生活の場を共有する中で，子どもは親以外の大人たちから多くのことを学ぶことができたし，親に対してもしつけ等の子どもへの関わり方や生活の仕方を自然に伝承するという暮らしが定着してい

たのである．

　多世代家族が，2世代家族あるいは1人親の家族といった単世代家族に分散すると，必然的に祖父母が子どもの前から姿を消すことになり，そのことが地域社会とのかかわりをも希薄にし，子どもの養育が親の裁量に任されることになった．子どもを産み育てるということが，個人の自由意志にゆだねられる代わりに，その責任も個人に求められるようになったのである．母乳の出が悪いことも，母親が多忙で子どもに手をかけることができないことも，病弱な母親の育児も，すべて親自身で何とか解決しなければならない問題として重くのしかかってくることになった．つまり，子育ての責任が両親の手に集約され，大きな責任と負担感を伴うようになったのである．

　そもそも自由というのは，他者の拘束から個を解き放ち，個人の意思を何よりも守り，個の尊重を保障するものであると同時に，それを貫くための条件として，強い自立心と責任感が要求される．当時の日本の若者世代が，果たして十分に自立と責任の必要性を自覚していたかというと，それははなはだ疑問である．自由というものは，人間関係の煩わしさから開放させる要素と，親密な人間関係を減少させる要素，すなわち人間関係が希薄であるからこそ実現できるという二律背反的な意味を併せもっているのである．

　このように，子どもが育つ中心的な場である家庭が，以前に比べて不安定なものとなったことが，子どもの育ちに多大な影響を及ぼすことになったことは言うまでもない．

b.　孤独な子育て

　かつては，女性の生き方も，大人になれば親の決めた相手と結婚し，子どもを産み育児をするのが当たり前と決まっていた．このような自分の人生に関しても選択の余地はなかった時代から，自分の意思で結婚も仕事も出産も自由に選択できる時代になったことで，女性の自己実現や社会参加に伴い，女性の幸せが結婚や育児とは必ずしも連動するものではないという考え方に移行していった．その結果，初婚年齢が上昇し，未婚率や出産率も低下することとなり，それがいっそう地域の中での子育てを難しくすることにつながった．子どものいる家族が少なくなれば，必然的に子どものいる家族同士の出会いの範囲も狭められることになり，地域における子育て仲間との情報の交換や学び合いの機

会は失われ，悩みの分かち合いや，喜びの共有といった交流も成り立たなくなってくる．

幼い子どもをもつ母親が，子どものあそび友だちや母親同士のつながりを求めて，わざわざ公園まで出かけて行く，いわゆる"公園デビュー"という言葉が耳新しかった時代は過去のことになりつつある．今や，公園では幼い子どもたちを遊ばせながら，会話を楽しむ母親たちの姿を見る機会は少なくなり，高齢者たちがグラウンドゴルフやゲートボールに興じる姿に取って代わるようになった．

近所に子どものあそび相手や話し相手のいない孤独な母親たちの多くは，インターネットという手段でかろうじて人とつながり，情報をキャッチし，ネットという顔の見えない，不特定の相手とのやりとりを通して，子育てに関する悩みや不安を解消しようとしている．このような方法でも，ある程度は問題の解決にはなるものの，人間らしいいきいきとした感情の交流や喜びの共有は望むべくもなく，母親の不安やストレスの解消につながるものにはなり得ないであろう．

c. 現代家族における育児の難しさ

上記のような時代の流れの中で，もう1つ大きく変わったことがある．それは，戦後欧米の文化の影響を受けることによって，それまで相互扶助的にまとまり助け合って生きてきた日本人の生き方に，個人主義的かつ合理的な考え方が流入したことで，方向性が混乱したことである．子どものしつけに関しても，それまでは誰もが信じて疑うことなく，当たり前のこととして通用していたこと，例えば，「お年寄りや目上の人を敬う」「食べ物に感謝し，好き嫌いなく，食事中は行儀よく，よく嚙んで食べなければならない」「誰に対してもあいさつはきちんとする」「誰とでも仲よくする」といった"決まり"が厳然としてあった．「どうしてそうしなければならないのか」といった疑問を挟む余地のない理屈抜きの強制力が社会そのものに存在していたのである．したがって，どの家庭においても同じような価値観で子どもをしつけることができていたし，「いかに子どもを育てるか」という問いに対して，今日のような多様な選択肢はなかったので，迷ったり悩みをもったりすることも少なかったのではなかろうか．

ところが，ここに個人主義的な考え方が流入したことで，"当たり前のこと"が当たり前ではなくなったのである．例えば，「誰とでも仲よく」とはいえ，そこに個としての思いが優先されると，「誰とでも仲よくする」ということは「個の埋没」につながり，矛盾が生じることになる．かくして，「自己主張」ということと「誰とでも仲よくする」という矛盾を生きることになる．大人であれば，それまで生きてきた経験とものの考え方の幅で，適当にすり合わせる知恵をもっているが，子どもにしてみればどうすることが正しいのか，戸惑うばかりである．ましてや思春期真っただ中の，とくに矛盾を嫌う世代の子どもにとっては，大人たちの知恵が実にずるい姿として映り，人間不信の原因になることもある．このようなとき，現代の大人たちは「絶対に正しい答え」として，自信をもって子どもの前に示すものをもっていない場合が多い．このことが，大人の教育力の弱体化につながり，教育をより難しくさせている要因とも考える．

4.2.2 母と子の発達
a. 発達する母性

現代人は，自分の生き方を自分の意思で決定できるという自由を得た代わりに，様々なことを自分で考え，決めなければならなくなった．いわば，お手本をなくしたのである．親として，「いかに子どもを育てるか」というもともと正解のない問いに対して，答えるだけの強制力を，もはや現代の社会はもっていない．どのような方法で子どもをしつけ，身辺の自立をさせ，知的能力を育てるのかが親の判断のもとに決められることが通常となり，とくに育児の中心である母親の肩にかかることになった．

しかし，子どもを産んだからといって，必ずしも母親になれるわけではない．人間以外の哺乳動物でも，初めての子どもの子育ては下手なことが多く，出産回数を重ねるごとに上達することはよく知られている．とくに人間のように本能から解放された種は，子育ての能力を生得的に身につけているわけではなく，知識として取り入れ，経験によって学習していく他はないのである．人間の母親の子育て行為は，母親自身の忍耐力と意志力と責任感の上に成り立つとさえ言われている．

したがって，人間の母親の子育てには個人差があり，その上手下手や愛情の度合い等は，人によって格段の差がみられるのも当然である．「子どもを産んだのだから，育てるのは当たり前」とか，「子どもを満足に育てられないような母親はおかしい」等と決めつけること自体に無理があるといえよう．

それにもかかわらず，子どもを出産したその日から，女性は母親になることを要求され，昼夜の別なく子どものために働くことを半ば強要される立場におかれる．内山（1988）[9]は，育児という労働の特性として，① 長時間（24時間）労働であること，② 育児以外の活動が著しく制限されること，③ 子どもの生存が自分の肩にかかっているという緊張感が続くこと，④ 正答がなく，不安要素の大きい労働であること，⑤ 意義が評価されにくい労働であることの5つをあげ，育児労働は，疲労・緊張感・葛藤・欲求不満・意欲減退を伴いやすく，育児に携わる母親には程度の差こそあれ，このような心理的負荷が常にかかっていることを指摘している．さらに，このような状況においては，心理的な危機が発生しやすい基盤があるとして，その状況を図 4.9のように説明している．

さらに，子どものいる女性の方がいない女性よりもうつに罹患しやすいという報告がある[10]が，出産そのものがすでに女性のライフスタイルを大きく変化させるストレス要因となっており，育児不安はそれを倍加させる要因になっていると考えられる．シングルマザーのうつの有病率が高いことも同時に指摘されていることからも，子育ての責任が母親一人の肩にかかりすぎることや，子育てに対する母親自身の過度の責任感，また周囲の協力体制の欠如が女性のうつに関係していることを示している．さらに，結婚生活に満足感のない女性は，妊娠中ならびに出産後のうつへの罹患率がそうでない女性に比べて高

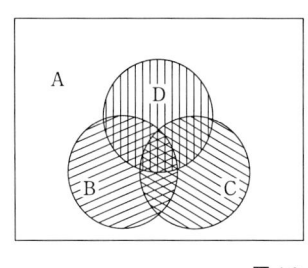

A：育児それ自体がもつ労働負荷
B：子どもの疾患や習癖などの生育途上での問題
C：母親の性格や知識
D：母親を取り巻く状況（母親の人間関係，養育の援助体制）

図 4.9 育児危機の要因（内山, 1988）[9]

いことも報告されている[11]．

b. 子どもの側の要因と母親の育児姿勢

　子どもは生まれたときから，すでに人間志向的な能力をもっており，母親の育児行動もそれに触発された形で促進される．つまり，育児というのは，母親から一方行的に子どもに働きかけるばかりではなく，母親は子どもの側からの影響を受けながら行われるのもである．したがって，子どものもっている特質によって，母親の育児上の負担感も変わってくるということを考慮しなければならない．

　例えば，いわゆる気難しい子どもとか，母親泣かせと呼ばれるような気質をもっている子どもの場合，母親の子どもへの接し方や養育行動が，一般的な子どもの母親と何ら変わりがないにもかかわらず，食事，睡眠，排泄などの生理リズムが不規則であったり，環境への適応性に著しく欠けていたり，容易に不機嫌傾向に傾き，癇が強い等を特徴とする子どもがいる．もちろん，どのような子どもでも，ある程度の育てにくさをもっているものであるが，問題となるのはその程度である．例えば，夜泣きそのものは一般的で，多くの親が経験することであるので，それだけでは育てにくい子どもにはならないが，夜泣きに加えて，おしゃぶりをくわえていないと泣きやまない，ミルク以外は受けつけず，それも哺乳瓶からでないと飲まない等の要因が加わると，母親にとっては育児が耐えがたい苦痛となり，子どもがかわいいと感じられないということになる．

　しかも，多くの母親は，自分の育て方が間違っているために，子どもがこのような行動をとるようになったと考え，自分を責めて，ますます悪循環に陥っていくケースが多い．

　一方，母親側の要因も，育児行動に大きな影響力をもっている．母親自身が育てられてきたプロセスにおける経験が，子どもを育てる上で賦活されるために，子どもに対してイライラしたり，ちょっとしたことで腹を立てるというような行為につながっているということもある．また，母親のストレスへの耐性が弱く，神経質で不安感が強く，さらに子どもの様子に過敏で不安を抱きやすいと，子どものささいなトラブルでも重大化・深刻化してしまう．逆に頑張り屋で忍耐強く，育児上の問題をできるだけ自分で処理しようとするあまり，母

親が一人で問題を抱え込んでしまうために，問題が表面化したときには母親のうつの発病といったかなり深刻な事態に発展していることもある．

これらの子ども側の要因と母親側の要因とが互いに影響を及ぼし合って循環しながら，子どもと母親の関係がつくられ，その影響の中で子どもの個性が育てられていくということを，周囲の者は受け止め理解しておく必要がある．

c. 父親の役割と現状

父親の育児参加の必要性は，健全な母親と子どもの発達にとっては，必然的な要素である．子どもをどのように育てればよいのかがわからず，悩み戸惑う不安な母親と，少数の子どもが終日向き合っているという関係は，どう考えても健康とはいえない．また，十分発達を遂げた母親でも，母親一人の考え方にはどうしても偏りがあり，成長過程にある子どもが偏った接し方の影響を長期間受け続けることは好ましくない．このような母親と子どもとの抜き差しならぬ二者関係の間に父親が入ることで，その関係性は緩和され，かなり健全なものになることが期待される．

幼稚園児の保護者（全員が母親であった）を対象とした育児相談において行った母親向けのアンケート結果（村中，2003）[12]をみると，「育児について話し合いができ，協力的で，母親自身の悩みにも耳を傾けてくれる」夫をもった母親とそうでない母親とで，自分がよい母親であるか否かといった母親としての自己イメージに差がみられる（表4.1〜4.4）．自分をよい母親としてイメージできるということは，自分の子育てがまずまず順調であるという認識の上に成り立つことを考えると，やはり夫の協力なしでは順調な子育ては望めないといえよう．さらに，上記の条件がすべて満たされておらず，育児に関する心配事を相談する相手がいないと答えた母親全員が，程度の差こそあるものの，子

表4.1 子どものことについての夫婦の話し合い度と母親としての自己イメージ

	イメージよい	イメージ悪い
話し合う	8 (26.7%)	12 (40.0%)
話し合わない	1 (3.3%)	9 (30.0%)

$n=30$.

表4.2 子どものこと以外で話を聞いてくれるか否かと母親としての自己イメージ

	イメージよい	イメージ悪い
聞いてくれる	8 (26.7%)	9 (30.0%)
聞いてくれない	1 (3.3%)	12 (40.0%)

$n=30$, $p<0.05$.

表4.3 夫の育児への協力度と母親としての自己イメージ

	イメージよい	イメージ悪い
協力的	8 (26.7%)	10 (33.3%)
協力的でない	1 (3.3%)	11 (36.7%)

$n=30$, $p<0.05$.

表4.4 3要因と母親としての自己イメージとの関連

	イメージよい	イメージ悪い
話し合う・聞いてくれる・協力的	8 (53.3%)	1 (6.7%)
話し合わない・聞いてくれない・非協力的	0 (0.0%)	6 (40.0%)

$n=15$, $p<0.01$.

どもに対する虐待を自覚しながらやめられないという深刻な事態に陥っていた．

このような結果をみれば，家事・育児に非協力的な夫に意識改革を行い，すべての父親が母親の育児をサポートするべきであるという考え方になりがちである．もちろん，それは母親と子どもの心の健全な発達にとって欠くことのできない条件ではあるが，今日の社会情勢を考えると，そう単純には考えられないのが実情である．長引く不況の中，父親たちの労働条件は，以前にも増して厳しいものとなっている．働く父親の大半は，早朝から深夜に及ぶ仕事にいつも疲れており，休日は疲れた体を休めるのに精一杯である．母親の悩みにゆっくりと耳を傾け，ともに考え，母親とは異なった視点から方向づけをし，母親の育児をサポートするといった父親の役割を果たすこともままならないというのが大半の家庭の実情であろう．父親が仕事と家庭で力を入れる割合についての調査結果では，仕事の割合が多い父親ほど，家族と過ごす時間が減少していかざるを得ない状況が現れている[13]．多くの父親にとって，過労死が問題となるほど，仕事に勢力を注がなければ，家族の生活を担うという役割を果たすことができないという現実にも目を向ける必要を感じる．

もちろん，すべての父親が社会的な事情により育児サポートができないということではなく，そのような役割意識が低い父親や，古い家族制度の影響をい

まだに受け続け,「自分は働いているのだから,家事・育児は女性がして当たり前」とか,なかには「食べさせてやっているのだから,家庭内のことは,すべて妻がするのが当たり前」などと考えている父親が,若い世代においても少なくないことが育児相談における母親の訴えから浮かび上がっている.このような夫としての態度は,母親の幸福感を萎えさせ,育児意欲を低下させることにつながる.事実,このような状況下にある多くの母親が,育児上のストレスを訴え,子どもへの行きすぎたしつけや虐待に悩んでいた[14].また,夫への失望感が子どもに反映され,子どもへの過大な期待や過保護・過干渉という形で埋め合わせている母親も少なくない.

一方では,誠心誠意,妻に協力し,子どもとのかかわりをしっかりともっているようにみえながら,父親としての役割が理解できていないために,母親の肩代わりに徹し,「第二の母親」になってしまっている父親など,その姿は多様である.このような場合,父親が育児に参加すれば,必ず母親へのサポートがうまく機能するとは限らない.父親の育児参加も一筋縄ではいかない複雑かつ難しい面がある.

以上のように,親としての姿や役割意識は,総じて過去から現代までの社会の変化という流れの中でバランスを崩し,それが子どもに影響を及ぼし,その結果,子どもの問題が浮上してきていると考えられよう.

4.2.3　育児支援の実践と課題
a. 育児責任の分散化と父親の育児参加

これまでは,子どもが何か問題行動を起こすたびに,その原因として,「昔の母親は育児能力に優れていたが,今は家庭の教育力が低下してきているせいであろう」とか,「現代の母親は自分本位で,子どもより自分を優先する傾向にある」というように,親の育児能力や教育力の減退や,愛情不足がその原因としてあげられてきた.しかし,戦後,日本の家庭が歩んできたこれまでの経緯を考えたとき,このような一面的な評価は当てはまらないことがわかるし,現代の子育て環境は,昔とは質的に異なっている以上,昔と今を比べること自体,意味をもたないことがわかる.これからは,時代のもつ特性に応じた新しい育児観と支援のあり方を創出して行くことが求められているのである.

そういった意味で，これらの問題を解決するために必要な手立てとしての大筋は，まず育児にかかる責任の分散であろう．母親一人に集中しすぎている育児に関わる責任と労力を，家族や地域社会が担う取り組みがなされなければならない．多世代同居時代に，子育てを支えていた血縁を見直し，地縁を広く地域社会に置き換えていく取り組みである．

まず，父親による育児サポートであるが，村瀬（2000）[15]は，1999年のジュネーブで開催された世界家族会議でのNFI（National Fatherhood Initiative，全米父親業協会）の主張を紹介し，家族の問題の根底には「父親の不在」があることが指摘され，個人レベル，地域レベル，職場レベル，さらには政策レベルで改善するような取り組みが必要であるという提言があったことを報告した．NFIの主張は，基底に「伝統的」「常識的」家族像を大切にし，様々な方向にバランスよく配慮が行き届いているのが特色で，その基本的な主張を表4.5に示す．これらは，父親のみならず母親についても求められるもので，結論として，今日では親が親であるための援助が必要な時代であるということ，また，本人たちの自助努力だけでは不可能であり，国家をあげて社会全体がそれを支えていくシステムづくりが求められていると理解できよう．

表4.6は，育児の役割分担ができている方が，どちらか一方の親に子育ての責任が集中している場合よりも，子どもが幸せと感じているという調査結果[16]である．この結果からは，父親の育児参加が母親の育児を援助し，母親としての役割を順調に機能させるにとどまらず，子ども自身の発達にとっても意義のあることがわかる．

b. 公的支援の意義

近年，保育園を拠点にした育児サポートセンターが次々に開設され，働く母親だけでなく，仕事をもたない母親でも利用できる一時預かりのような第三者による育児のサポートシステムが充実してきているということは，子どもの健康な心の発達にとって望ましいことである．「仕事をしていないのだから，子育てくらいは自分でするのが当たり前」とか，「母親は子どものために自分を犠牲にするのが当たり前で，そうでない母親はダメな母親だ」といった考え方，すなわち，伝統的母親役割意識は，あたかもよい母親としての条件のような印象を与えるが，このような考え方が基底にあると，母親が育児に対して閉

表 4.5　NFI の主張（村瀬, 2000）[15]

〈よい父親になるための 10 項目〉	(5) 自宅勤務を促進しましょう
(1) 子どもの母親を尊重しましょう	(6) 職場で父親業のセミナーを開きましょう
(2) 子どもと時間を過ごしましょう	(7) 長期休暇のために積み立てをしましょう
(3) 子どもの話を聞きましょう	（長期休暇は家族との時間となりうる）
(4) 愛情をもってしつけましょう	(8) 勤務交代を許可しましょう
(5) 役割モデルになりましょう	(9) 仕事の分担を促進しましょう
(6) 子どもの先生になりましょう	(10) 包括的な健康福祉プログラムを提供しま
(7) 家族でいっしょに食事をしましょう	しょう
(8) 子どもに本を読んで聞かせましょう	
(9) 愛情を示しましょう	〈父親業のために州政府ができること 7 項目〉
(10) 父親という仕事に終わりがないことを認	(1) 父親業の重要性を広めるための公教育
識しましょう	(2) 結婚と父親を保護するための公教育
	(3) 離婚率を下げ，また離婚する夫婦と同等の
〈父親に優しい職場にするために〉	権利を子どもに与えるための教育
(1) よい父親になるための休みを従業員に許可	(4) 親権者ではない父親への子どもに会いに行
しましょう	く権利の施行
(2) 子どもに職場を体験させる日を提供しまし	(5) 服役中の父親への，よい父親になるための
ょう	教育
(3) 課税に配慮しましょう	(6) 父親に優しい雇用の促進
（子どもへの経済的負担に配慮しましょう）	(7) 地域の父親業に関するプロジェクトや政策
(4) フレックス・タイムを許可しましょう	の支援

表 4.6　育児の役割分担と子どもの幸福感との関係（柏木, 1993）[16]

幸福感＼分担	もっぱら父	主に父	両親が同じくらい	主に母	もっぱら母
非常に幸せと思う群（n=178）	0	0.6	42.1	44.4	12.9
幸せと思う群（n=326）	0	0.9	24.7	54.6	19.8
幸せと思わない群（n=98）	0	4.2	12.6	45.3	37.9

$n=602, p<0.01$.

塞感を覚えたり，育児ストレスの原因になること[17]が指摘されている．

金田ら（1990）[18]は，3 歳未満児の保育実践の経験から，子どもの母親への愛着は，生来的かつ一時的なものではないこと，子どもに暖かい愛情をもって応答的に接することが母親であれ誰であれ，子どもの愛着の対象となりうること，母親や保育士など，複数の対象への愛着もありうるし，母子分離による悪影響はないといった認識をもっている（表 4.7）．集団での保育は，子どもの発達を促進する直接の役割ばかりではなく，保育者や他の母親との交流によって母親の子どもへの見方が変わり，しつけや子どもへの関わり方が変化するとい

表 4.7 母子関係と愛着についての意識（金田ほか，1990）[18]

	項　目	考え方の型分け*				平　均
		1	2	3	4	（標準偏差）
否定的に母性愛は本能，母性愛は母親だけの考えに	母性愛は女性に生まれつき備わっている本能であると思う				○	3675 (1.288)
	母性愛は自分の子どもにしか芽生えないものであると思う	○				1325 (0.747)
	母性愛は子どもが生まれてから育児をしていく中でしだいに育っていくものであると思う				○	4253 (1.110)
	子どもは生まれたときから生みの母親に愛着を示すようにできていると思う		○			2440 (1.387)
	子どもの世話を特にしていなくても，子どもは血のつながった母親に愛着を示すものであると思う		○			2216 (1.353)
	子どもがいちばん愛着をもつのは，常に母親だけであると思う		○			2022 (1.148)
子の愛着はどのような要因で育つか	母性愛はたとえ他人の子どもであっても，その子どもを育てていく中で芽生えてくるものであると思う				○	4474 (0.821)
	乳児が母親に愛着を形成するようになるのは，授乳のときの心地よい身体的接触（スキンシップ）があるからだと思う		○			4487 (0.767)
	子どもが母親に愛着を形成するのは，授乳の結果，乳児の生理的欲求が満たされるからだと思う		○			3709 (1.054)
	子どもが母親に愛着を形成するときに重要になるのは，母親が子どもに接するときのやり方（質）であると思う				○	4290 (1.028)
	子どもが母親に愛着を形成するのは，子どものしぐさや表情，ことばに応答してあげるからだと思う				○	4444 (0.800)
	子どもは心の波長やリズムの合う人に自ら愛着をもつものであると思う				○	3731 (1.102)
複数愛着，母子分離について	3歳児未満の時期に，愛着の対象として母親以外の人が複数できるということは，子どもにとって決して望ましいことではないと思う	○				1933 (1.154)
	愛着の対象となる人が数人いても，子どもは子どもなりに優先順位をもっていると思う			?	△	4218 (1.040)
	3歳児未満時に，母子分離による精神的な傷を受けた場合でも，その後のよりよい関わり方で回復することは十分できると思う				○	4132 (0.929)
	保育者と子どもとの間に適切なかかわりがあれば，保育者に預けることによる母子分離の子どもへの影響は，心配する必要がないと思う				○	3895 (1.225)

＊1：全然思わない，2：あまりそう思わない，3：大体そう思う，4：そう思う．

う利点がある．また，父親も園への送り迎えや行事に参加することで，子育てに深く関わるようになり，子どもを取り巻く家族システムを変えることにもなる．集団での保育は，家庭の機能を補完するという以上に，保育園と家庭双方が相互作用し合って，子どもの発達環境が豊かになっていく面でも重要なのである．このように，家庭外における集団保育は母親と子どもを窒息状況から解放させ，心身，とくに心の発達には極めて有効であることが理解できよう．

母親が仕事をもっていない場合は，現行の制度の中での保育園への入所は原則として難しい状況ではあるが，そのような場合でも，地域子育て支援センターの充実や，幼稚園が開設している"子育て広場"など，受け皿は急速に整ってきており，なかにはこのようなシステムを上手に利用して，いきいきと子育てをしながら自己実現を目指している母親も数多くいる．子育て支援センターを利用しながら，子どもが成長してからの職場復帰のための資格取得に精を出している母親や，子どもを預けている時間を習い事やリフレッシュタイムにあてて，ゆとりを取り戻す工夫をしている母親，また，手のかかる子どもをもつ母親は，その間，家事を能率的にすませたり美容院に行ったり，また身体を休めることで元気を取り戻して再び育児に向かう等，効果を上げている．

また，公的な育児支援事業としての育児相談によって，母親の育児上の苦しみやつらさに共感しながらじっくりと耳を傾け，問題解決の糸口をともに考え，見守る等，誠実で注意深い対応や合目的な指示を与える等も忘れてはならない支援の1つであると考える．育児相談は，相談者が母親と個別にていねいに関わることのできる場である．このような場で，子どもの個人差や特性についての情報や知識を与え，母親が認識する子どもの問題について相談者と十分に語り合うことにより，母親が子どもの行動特徴についてより認識を深め，個人差としての気づきや理解を促すことを通して，母親の子どもへのかかわりが変更されていくことが期待できる．

母親の育児上の問題が軽微である場合は，相談することだけで事態は深刻化することなく，しだいに解消していくことが多い．しかし，ここで大切なのは第三者にとって"ささいなこと"でも，母親にとっての子どもの問題は"たいへんなこと"であるという認識をもち，母親に対しては十分で親切な説明と支持的態度を欠いてはならないということである．また，子どもの状態が母親の

不安とは合致しておらず，問題ではないような場合であっても，母親の不安に対してゆっくりと穏やかに説明することが重要であることは言うまでもない．

また，幼稚園や地域の保健センター等が主催する，親と子どものための"子育て広場"への参加による母親同士の交流も効果を上げている．同じ立場で暮らす母親が互いの悩みを語り合ったり，情報交換をすることによって，母親が孤独感から開放され，「うちの子だけ」とか，「私だけ」というような思い込みから，「自分の子どもだけではない」とか，「私だけではない」というように，気持ちの転換が図れるようになる．夫の転勤で他県から引越し，周囲に知人も友だちもいない中で，反抗期の幼児を抱えて極度の不安状態であった母親が，育児相談で紹介された子育て広場で同じような悩みをもった母親仲間と出会うことで，子育て上の様々な困難を一人で乗り越えていけるまでの精神力を取り戻したという例もある．

要するに，母親が"孤立無援"の状態におかれていることが，母と子の心の健康にとって最悪の条件といえよう．

4.3　保育者からの育児支援のあり方

4.3.1　乳幼児をもつ保護者に対する育児支援

近年，女性は社会へ進出し，結婚後，母親になっても引き続き仕事を継続したり，あるいは，新たな仕事に従事する人が多くなってきた．そのため，子どもの育児を保育現場へ依頼する家庭が増加するようになった．つまり，今日では，母親の多くが仕事と育児を両立させようとする実態がある．

このことは，母親が家事や育児，仕事などの多様なストレスを受けながら生活していることになり，子どもへの影響も少なくないと考えられる．このような状況に対して，保育者をはじめとする育児支援者は，母親の健康管理やストレスマネージメント，育児方法について指導・助言をし，母親がより良い心身のコンディションを保ちつつ，子育てに臨んでもらえるよう，援助していく必要がある．

そこで，ここでは，福祉施設である保育所現場における母親の育児支援対策について，母親の心身の健康福祉を援助する立場から，具体的な方策例を論じ

4.3 保育者からの育児支援のあり方

てみたい．

a. 育児支援の基本

育児支援には，保育者と保護者との信頼関係をつくっていくことが大変重要である．それには，日々の保育の中で，保育者が一人ひとりの子どもを尊重して，一生懸命に関わっていく積み重ねが前提となる．そして，両者が互いの様子を見て受け入れながら，互いが心から話し合えるようになることがいちばん望ましい．育児支援は，保護者との日常のあいさつや会話（コミュニケーション）を大切にし，話を聞いてもらえるという保護者の安心感からスタートする．安心して話ができるようになると，おのずから信頼関係が深まってくる．そのためにも，まず，保育者自身が子育ての楽しさを実感することが大切であり，そのことにより，保護者にも子育ての楽しさを知らせることが可能となる．

助言や指導は，保護者とのコミュニケーションが十分とれるようになるまで，焦らず，じっくり待つことも必要である．基本的には，保育者が保護者の思いを共有し，ともに育っていくことを忘れないでもらいたい．それには，保護者の気持ちを理解しながら，ともに子育てをする姿勢や，保育者と保護者とが同じ価値観をもつことが大切である．そして，保育者は，「指導する」という気持ちで接しないことである．たとえ，卒園するまでにわかってもらえなくても，いつか振り返ったときに，大切なことやすべきことを思い出してもらえるよう，日々，努力することが大切であろう．

子どもをよく知り，保護者をよく理解するために，話し合いの機会をつくり，そのとき保育者は，これまでがんばってきた保護者の育児方法や育て方を否定しないことが大切である．

さらに，保護者は，子どもの気持ちの内面を代弁できるよう，子どもの心に寄り添う努力をすることも必要である．とにかく，園と家庭の役割をしっかり把握した上で，保護者との連携を図っていくことが求められる．

一般に，育児支援のための手順としては，次の4つの流れが考えられる．

(1) 親の話（悩み）を聞く

話を聞いて，親の情緒を安定させてあげ，悩みや訴えをつかむ．また，親が援助を必要としたときには，きちんと受け止める．聞くだけでもよい．聞いて

精神を安定させてあげよう．話を聞くときは，子どもについての悩みに相づちを打ちながら聞き，子どもへの対応は，親といっしょに考えていこうとする姿勢で，親の思いや気持ちに寄り添っていくことが大切である．

(2) 親のしていることを認める

「頑張っていますね」と，親が行っていることをほめたり，励ましの言葉をかけて応援する．また，親の頑張りによって，子どもが良い方向へ変わってきている様子も伝えていく．

(3) 親の良いところをほめる

少しでも頑張っているところや良い点は，誠実にほめてあげよう．親も誰かに認めてもらいたいし，ほめてもらうことで，情緒が安定する．

(4) 親に大切なことを伝える

子どもは自分（自分の家族）で育てるという認識や，育児に関するポイント等を具体的にわかりやすく，かつ，実践しやすいように噛み砕いて知らせていこう．

b. 保育者の心構え

育児支援者に求められることは，支援者である保育者自身が，人として成長し，心豊かで，人を暖かく受け入れられる人となるよう努力することである．つまり，人間性を伸ばす努力をし，適切な育児の助言者となり，よき相談相手になることである．また，保護者が，いつでも相談しやすい接し方を常に心がけておくことも必要である．その際，母親や家庭に対する先入観をもたずに接することが求められる．

さらに，保育者自身が，子どもの発達や個々の能力・個性が出し切れる援助のしかたについても，絶えず勉強していかねばならない．そのためにも，各種専門分野の先生方との交流を図り，日々，貴重な助言を得たり，新しい育児情報を得る努力も心がけておこう．

さて，ここで，保育園生活において保育者が心がける基本姿勢を，以下に整理しておく．

1) 親との対応場面での保育者の姿勢

「指導する」といった気持ちではなく，親と同等の立場になって考えたり，話したりする姿勢が大切である．親の抱える問題は，家庭の問題や親の責任的

問題として片づけるのではなく，親と同じ立場に立つ努力をして話を聞き，親の苦しみや痛みを少しでも取り除けるように心がける必要がある．

そのためにも，日頃から保護者とのあいさつを通して，親と気軽に話ができるような雰囲気づくりをしておくことが大切である．まずは，送迎時に暖かい気持ちで接するために，4つの笑顔のあいさつを忘れないことである．

　　　登園のとき　　笑顔の「おはようございます」
　　　　　　　　　　笑顔の「行ってらっしゃい」
　　　お迎えのとき　笑顔の「お帰りなさい」
　　　　　　　　　　笑顔の「さようなら」

また，親が安心して仕事に行けるように，朝の受け入れ時は，園として，保育者の人数を増やして対応することも，物理的には有効な試みであろう．

2）親への啓発場面での配慮事項

まず，保育者間で，保護者への啓発活動に関する共通理解をもっておくことが基本である．職員全員が，共通の目標をもったり，一貫した対応をしないと，スムーズに支援活動ができない．担任一人の意見や考えでなく，園全体で話し合い，園としての考え方で助言や指導を行おう．そして，個々のニーズに応じた支援を行うことが求められる．保育者の経験や思いの範疇（はんちゅう）からでなく，保護者の状況を十分に把握した上で，母親のニーズに合った助言が大切である．ときに，育児指導だけではなく，悩みに起因する心のケアを行っていくことも必要であろう．

そのためにも，第一に，相手の話をしっかり聞いてあげた上で，いっしょに考えたり，ときには専門的な立場で助言して，より良い解決方法を見いだすようにしてもらいたい．まずは，保育者側の考えを伝えるよりも，親の気持ちや思い，考え，悩み，要望などをよく聞いてあげることが大切である．この際，保育者側からの一方的に決めつけた言葉かけや押しつけるような助言は，絶対に行わないことである．とくに，頭ごなしには言わないことである．

具体的なやりとりでは，親の話に共感的姿勢でうなずきながら，具体的事例を折り込み，育児への自信をなくさないように励まして，話を進めていこう．悩みについては，親といっしょに，どのようにすればよいかを話し合い，親が一人で悩みを抱え込まないように，保育者がともに考えていく姿勢が大切であ

る. この場合, 保育者が親の立場に立って対応するように心がけることがポイントである.

園での子どもの様子を話すときには, 言葉をよく考えて, 親の気持ちの中に, 育児に対する向上心がわくように話す必要がある. つまり, 親に伝えたいことは, 誤解を招かないように十分吟味し, 批判的な言葉は使わないようにしてもらいたい. 親に対して,「いくら言っても協力してくれない」といった思いが強すぎると, 親との信頼関係が崩れるので, 伝え方を十分に工夫することが大切である.

3) 啓発場面での親への伝達内容と留意点

親は, 子どもの成長ぶりがつかめないと, 意識が子どもに向かない. したがって, 子どものすばらしい面や育っている様子など, プラス面の内容を具体的に伝えていってもらいたい. 子どもの良い面を育て, 良い面を伸ばし, その様子を親に伝えていくことで喜んでもらい, 親と協力し合って子育てをする. とくに, 子どもが頑張ったことや良かったこと等は必ず知らせ, 親の考えをプラス思考に向けることが大切である. 育児の楽しさや大切さ, 喜びを伝えて, 焦らず, 不安や不信感を抱かせないことである. 親にとっては, 子どものかわいらしさや育児の楽しさを伝えてあげると, 大きな励ましになる. したがって, 保育者が,「わが子をやさしく暖かく見てくれている」といった安心感をもてる接し方を心がけてもらいたい.

子どもの悪いことばかりを言わず, ささやかな様子であっても, 良い点を見逃さずに報告し, 家庭でしてもらいたいことや気になる部分は, 機会を見つけて少しずつ話していこう. 良いこともたくさんあることを, 親に伝えてほしいのである.

なお, 保育の中で起きた出来事だけでなく, 子どもの心の中に潜む気持ちや十分に表現できない思いを, 親に伝えていくことも大切である.

また, 親が行っている良い点も認め, 親の頑張りがみられたときはしっかりほめることである. その後に, 園側として気になっているところを少しずつ話していこう. ただし, 子どもの前で, 子どもの悪い面を親に伝えないことが重要である.

保育者として言ってはならない一言は,「他の保護者の欠点」「差別の言葉」

「子どもの成長に期待がもてないような内容」「命令的な言葉」である．とくに，否定的な言葉は，個々を伸ばすすべてにストップをかけることになる．実際には，将来への発展的な見方をもって話をし，すべき事柄は身近にできることから少しずつ始めるよう，助言をしていく．保育者の過去の経験から，いろいろな事例を話し，母親の気持ちを少しでも和らげてから行うと有効である．また，保育者自身の子育て失敗談を話すことも，親近感をもってもらう上では重要である．もちろん，親のニーズに合った臨機応変な対応が必要である．そして，言いっぱなしにならないように，話や助言をした後は，再度，必ず声をかけよう．つまり，親の気持ちを，くり返し受け止めて，返していくことが大切である．

その他，留意すべきこととして，プライベートな家庭事情には深く立ち入らないこと，保護者からの相談内容の秘密は，絶対に守ることを忘れてはならない．

4) 保育者へのアドバイス

保育者は，何事にも親身になって，誠意をもって，事にあたることはもちろんのこと，親へのアドバイスとしては，「子どもの良いところを認める」「他の子と比較しない」「子どもの育ちを焦らず，待つことも大切である」「子どもとしっかり関わる・スキンシップをもつ」「子どもの話をよく聞く」「子どもをほめて認め，任せて見守る」等を，日頃の保護者との対話の中で伝えていくことが必要である．

そして，この乳幼児期が，子育ての中でいちばん大切な時期であることを，親に機会あるごとに伝えていくことが求められる．なかでも，1日の中で節目となる4つの時間に，次の4つの笑顔とスキンシップをもって，子どもと接するよう伝えてもらいたい．

① 起床時の「おはよう」：朝からせかさないですむように，生活リズムを考慮して，登園までに最低1時間のゆとりをもとう．

② 登園時の「行ってらっしゃい」：朝から叱らないように努めよう．

③ 帰宅時の「お帰り」：園での出来事や楽しかったことを聞いてあげよう．

④ 就寝時の「おやすみ」：安らぎの中で，よい夢がみられるよう，笑顔で接してあげよう．

この4つの場面での親の笑顔は，子どもの元気の源となる．また，生活の中では，子どもをほめたり，認めたり，励ましたりすることを増やすようにしてもらい，そのとき，子どもの目の高さで，子どもの目を見ながら接するよう助言してもらいたい．

また，子育てを放棄して，保育園に任せっぱなしの保護者に対しては，「保育園は親の代わりはできないので，親のすべきことは責任をもって行ってもらいたい」と，いろいろな場を通して伝え，理解を促していくことが必要である．

c. 疲労度の高い親に対する具体的な支援

ここでは，1日を通して疲労の訴えの多い母親を取り上げ，それらの母親に対する具体的な支援について，ポイントを提案してみる．

1) 第一子をもつ母親に対する支援

第一子をもつ母親は，第一子誕生とともに生活が急変するため，家事と育児の両立に悩まされ，とくに，初めての子育てについて，多くの不安を抱いている．

第一子をもつ母親への具体的な支援は，子どもへの関わり方や効率的な家事のしかた，初めての子育てのしかたについての具体的な知識と工夫の要領を知らせる．また，第一子だから，甘えたり，わがままであるという見方ではなく，どの子も通る過程にいることや，個人差や個性としてとらえることを知らせる．

一人で悩みを抱え込まないように伝え，いつでも相談に応じる姿勢を示しておく．また，地域で，親子ともに集える場を紹介し，積極的に出向くように勧めたり，そこで，母親同士が互いに励まし合えることや，そうすることによって，頑張れることを知らせる．また，母親一人の負担が大きくならないよう，家族が協力し合うことも知らせる．

2) 3歳未満児をもつ母親に対する支援

3歳未満児をもつ母親は，日々の生活の中で，第一子の子育てに不安があったり，子どもが幼いために手がかかり，心身への負担が大きい．

また，3歳未満児2人の子育てをしている母親に対しては，1人の子どもを預かって，母親が1人ずつの子どもに対応できるよう，実質的な援助を行う．

下の子に手のかかる時期にも，上の子と関わる大切さや関わり方の工夫を助言することにより，子どもの欲求を満たし，母親の不安や悩みの軽減へつなげていく．

3歳未満児2人をもち，上の子が退行現象をみせた場合の支援は，上の子どもの気持ちを代弁し，甘えたい時期であることを母親に知らせる．また，家庭では，上の子どもを先に甘えさせることを心がけるように助言する．登園時には，母親が安心して仕事に行けるよう，下の子を先に受け入れ，母親が上の子に十分対応できるよう援助する．

3）内職をしている母親に対する支援

内職をしている母親は，家庭と仕事の場が同一であり，時間や仕事に区切りがつきにくいため，生活にもメリハリをつけにくい環境にある．また，家庭内にこもりがちで，他の母親との交流を図る機会も少ないため，気分転換やリフレッシュの時間がもてない傾向にある．

内職をして，家庭内にこもりがちな母親に対しては，気持ちを和らげたり，育児のヒントが得られるように，園行事へ無理なく招待したり，保護者の活動を紹介したりして，他の母親と楽しく交流できるようにする．また，母親自身がリフレッシュのための時間をもつことや，時間の使い方の工夫をアドバイスする．そして，メリハリのある時間の使い方をすることが，自分自身の気分転換や仕事の効率化につながることを知らせていく．

4）若い母親に対する支援

若い母親は，初めての子育てや核家族の中で育児をする場合での悩みが多い．また，育児に対して不安で悩んでいても，気軽に相談できる人が近くにいないという状況下にあり，仕事の負担に加えて，新しい環境での家事や育児が合わさって，肉体的に疲れるだけでなく，精神的にも負担は大きくなっていく．

若い母親に対しては，子育ての方法や細かな育児情報を，その母親の日頃の生活の様子にあわせて，できるだけわかりやすく具体的に知らせていくことが大切である．若い母親が，保育者に気軽に話せ，何でも相談できるような雰囲気や信頼関係をつくる．そして，職場の先輩や同僚，友だち等，良き相談相手をもつように知らせる．

d. 育児支援の具体的な活動内容例や留意事項

　保育者としては，子どもたちの基本的な生活習慣の自立と情緒の安定を図りながら，生活経験の場を広げる保育を行うことが基本であり，親といっしょに参加できる活動や行事を設けることは，とりわけ有効である．以下に，育児支援の具体的な活動内容例と留意点を示しておく．

・子どもが小さいときから，親といっしょに遊ぶという「親子」共通の世界をもつことが大切なので，具体的には，親子体操や親子クッキング，親子遠足など，親子でともに活動する機会を設けていくことが大切である．
・育児支援のために計画した活動は，長い時間をかけるのではなく，短い時間で興味づける企画が求められる．行ってよかったなと思える行事の計画，例えば，子どもたちを連れて行ける時間帯の夕涼み会や楽しい親子クッキングや給食の試食会を計画する．
・園開放日を設定し，園庭で，親子が自由に遊んだり，運動したりして，それぞれの生活やふれあいづくりに生かしてもらう．
・クラス懇談会や参観日を利用して，子どもの様子や状況を知らせていく．子どものかわいさや子育ての楽しさについて，日頃の子どもの写真やビデオを利用して伝えていく．
・お便りやニュースを入れるファイルを園で準備して，綴じていくことも有効である．そして，お便り（園だより・クラスだより・給食だより・健康だより）や連絡帳を積極的に書き，必要なことは，それらの中で啓発するとよい．
・未入園児の育児支援を積極的に行い，育児情報の提供と相談活動を実施する．
・送迎時に，お茶を準備して，気分転換とコミュニケーションづくりの場を設けておく．

　なお，母親のサポートについて，家族による援助と保育者からの精神的援助の面から考えてみると，母親の労働が家族に援助してもらえる状況ならば，育児を一人で抱え込まずに，協力してもらうことにより，母親の精神的・身体的負担を軽減する方向への助言をしよう．その際は，母親に対して具体的な知識やサービスを提供するだけでなく，子育てへの自信や意欲を高めるような精神

4.3 保育者からの育児支援のあり方

表 4.8 育児支援上の留意点

(1) 保育者間で，保護者への啓発活動に関する共通理解をもっておくことが基本である．職員全員が，共通の目標をもち，一貫した対応をしないと，スムーズに支援活動ができない．園全体でしっかり話し合い，園としての考え方で，助言や指導を行うことが大切である

(2) 日頃から保護者とのあいさつを通して，気軽に話ができるような雰囲気づくりをしておくこと，とくに送迎時には暖かい気持ちで接するために，笑顔を忘れないことが重要である

(3) 第一に，親の話をしっかり聞いてあげた上で，いっしょに考えたり，ときには指導的な立場で助言して，より良い解決方法を見いだすようにする．まずは，保育者の考えを伝えるよりも，親の気持ちや思い，考え，悩み，要望などをよく聞いてあげる

(4) 助言は，保育者の過去の経験から，いろいろな事例を話し，親の気持ちを少しでも和らげてから行うと有効である．その際，保育者は，親に指導するといった気持ちではなく，保護者と同じ立場に立った気持ちで話し，親の苦しみや痛みを少しでも取り除くように心がける必要がある

(5) 保護者からの相談内容の秘密は絶対に守ることを忘れてはならない

(6) 子どもの成長ぶりがつかめないと，意識が子どもに向かないので，子どものすばらしい面や育っている子どもの様子など，プラス面の内容を具体的に伝えていってもらいたい．子どものかわいらしさや育児の楽しさを伝えてあげると，大きな励ましになる

(7) 保育の中で起きた出来事だけでなく，子どもの心や十分に表現できない思いを，母親に伝えていくことも大切である

(8) 親が行っている良い点を認め，親の頑張りがみられたときはしっかりほめることである．その後に，子どもの気になっているところを少しずつ話していく

(9) 保育者として言ってはならない一言は，「他の保護者の欠点」「差別の言葉」「子どもの成長に期待がもてないような内容」「命令的な言葉」である

(10) 助言は，言いっぱなしにならないように，話をした後，必ず声をかける．つまり，親の気持ちを，くり返し受け止めて返していくことである

的なサポートがあわせて重要である．精神的なサポートをすることにより，親は精神的にも成長する．子育てに不安・困難を感じていることを問題視するのではなく，その困難や不安を親自身が乗り越えられることが重要である．

さらに，ストレスや不安をなくすのではなく，親自身が引き受けていくことができるような人間関係（他者とのつながりの中で癒されたり，支えられて力を与えられる関係）を育てていくことが必要である．以上をまとめると表 4.8 のようになる．

4.3.2 就学前へ向けた取り組み

a. 5歳児の生活

小学校就学を控え，5歳児の生活の主となるものは，人の役に立つ喜びであり，その中には，大人の模倣を通して得られるものがある．保育所の生活の中

で言えば，食事時間に行う台拭きや配膳があり，大人の仕事を任されることで，人の役に立つ喜びを知ることができる．それをあそびの中にどのように組み込んでいくかということが大切であるが，1つの方法としては当番活動が当てはまる．当番活動は，普段大人がしていることを子ども自身が行うことによって，相手に「ありがとう」と言葉をかけてもらったり，期待されたりすることで人の役に立っていることを実感できる．家庭でも，子どもたちに任せられるものを少しずつ用意し，多少不足のことがあっても子どもの体験を優先できるようなゆとりをもってもらうよう啓発することが大切である．

b．就学前までに家庭で見直しておくこと

1) 生活習慣

子どもが毎日の生活を規則正しく送ることができるよう，ある程度決まった時刻に起床や食事を設定することで，生活のリズムを確立できるようになる．保育園児は，1日の生活のほとんどを保育所で過ごしている．保育所でみえてくる子どもの状態については，家庭での親子の関わり方が影響していることが一般的であるが，8時間以上を保育所で過ごした後，家庭での睡眠時間を除くと，4～5時間しか親子で関わる時間をとることができない子どももいる．保育所での生活の中であそび・睡眠・食事・排泄のスタイルを決めてやり，子どもの1日の生活のリズムを確立していくことで，家庭においても生活リズムを崩すことなく生活を送ることができるようになっていくと思われる．

2) 排泄時の着脱

最近では，家庭のトイレは洋式の場合が多く，和式を使うのは，小学校が初めてという子どもも少なくない．和式トイレでも抵抗なく排泄ができるよう，機会をとらえて慣れさせていくことが大切である．また，一人で排泄の始末ができているかどうかという点についても，把握しておく必要がある．

3) 食事のマナー

偏食することがないよう，季節のものを口にできるような食事内容にすることが理想である．今，子どもたちの中には，魚は店頭にあるような切り身で海の中を泳いでいると信じていたり，骨を取り除いた魚を与えられるため，魚には骨があることを知らなかったりする子どももいる．また，1年中，同じ野菜を口にできるため，旬という感覚がつきにくい状態にある．旬という感覚を失

わないよう，まずは，大人が旬の野菜を知り，積極的に食事に加えていく工夫が必要である．

また，小学校の給食については，それまでの食事量に比べて急に多くなったと思わないように，就学の半年前くらいから食事量を就学後の給食の摂取量に近づけることも，給食への苦手意識をもたせないための1つの方策である．

最近では，家庭でテレビを見ながらの食事が増加しつつあり，正しい箸のもち方を知らないままであったり，肘をついたまま食事をとったりする等，食事のマナーに気を配ることができにくくなっている．家庭において，一家の団らんの中で食事を進めるという意識をもってもらうよう啓発していくことが大切である．

4) 文字の読み書き

2009（平成21）年度施行「幼稚園教育要領」では，領域「言葉」の中で，「経験したことや考えたことなどを自分なりの言葉で表現し，相手の話す言葉を聞こうとする意欲や態度を育て，言葉に対する感覚や言葉で表現する力を養う」とあり，自分の名前や親の名前など，簡単なことを聞かれたときに答えたり，文字に表したりと積極的に表現できることを目指したい．自分の思っていることや言いたいことをはっきりと言うことができるような，まわりの環境づくりが大切であり，早期教育として文字を教えることで就学後の文字への取り組みに対する意欲が失われてしまうことのないように関わることが望ましい（図4.10）．

c. 幼小の連携

幼児の就学する小学校へ向けて，幼児一人ひとりの指導要録がある（図4.11）[19]．保育所や幼稚園側は，この指導要録に就学前1年間の幼児の様子やアレルギーや疾病の既往症など，とくに子ども理解につながるような事柄を具体的に記入する．このことが小学校の担任にとっては，子どもの状態を把握する一助となっていくのである．

子どもによっては，初めての場面で緊張しやすく，環境に慣れるまでに時間を要する子どももいる．そういったケースの子どもの場合，保育所，幼稚園側は，指導要録を通じて子どもの年度当初の様子を記入し，小学校側は，入学直後の4月の様子から，その子どもへの配慮ができる．さらに，入学してまもな

○○組　懇談について

平成　年　月　日
○○保育園　園長＿＿＿＿＿＿

　寒さを肌で感じる日が多くなりました．そんな日でも，園庭で走り回る子どもたちはげんきそのもの．そういう姿をみるだけで，元気がわいてくる毎日です．先日の就学時健康診断のご協力，ありがとうございました．
　そこで，就学時健康診断を終えて，小学校入学へ向けてお家での様子や保育園での様子をお話したいと思います．何かお困りのことやご質問などありましたら，お知らせください．

保育園・幼稚園・小学校の連絡会で話題になることをあげてみました．

① 毎日の生活は規則正しいでしょうか．
② 排泄時の着脱は，一人でできていますか．
③ 食事で偏食はないでしょうか（食事の量も多くなります）．
④ 食事の時，正しい姿勢でできていますか．お箸の持ち方は正しいでしょうか．
　　テレビを見ながら食事をしていませんか．
⑤ 自分の名前や親の名前など簡単なことを聞かれたとき応えることができますか．
⑥ 簡単な字の読み書きに興味がありますか．
⑦ 鉛筆の持ち方は正しいでしょうか．
⑧ くつの左右が理解できていますか．
⑨ 物の片づけができますか．
⑩ 自分の持ち物についての自覚がありますか．
⑪ 自分の言いたいことをはっきり言うことができますか．
⑫ 小学校へ行くようになったら，毎日次の日の準備物をお家の方と一緒に進めましょう．
⑬ 小学校へ行きだすと，友だちが多くなり行動範囲も広くなります．近所の危険箇所をお家の方は把握できていますか．また，小学校から帰ってどんな友達と遊んでいるかなども注意しましょう．

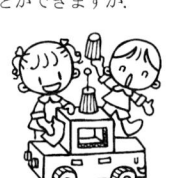

図 4.10　個人懇談のお知らせ

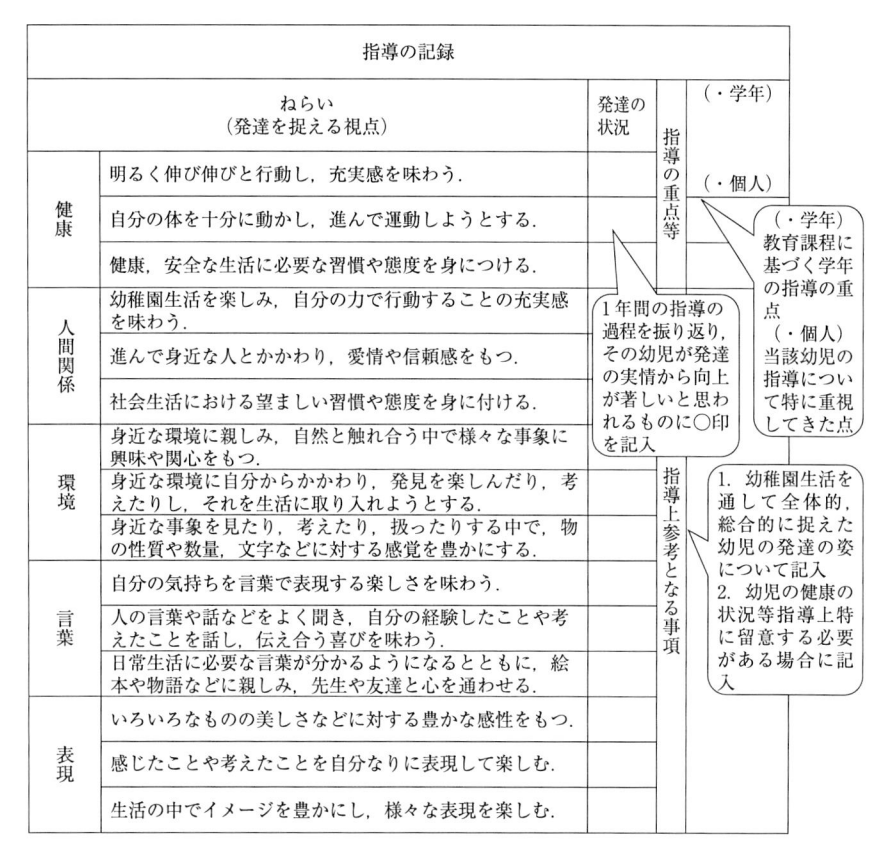

4.3 保育者からの育児支援のあり方

指導の記録					
		ねらい （発達を捉える視点）	発達の状況	指導の重点等	（・学年） （・個人）
健康		明るく伸び伸びと行動し，充実感を味わう．			
		自分の体を十分に動かし，進んで運動しようとする．			
		健康，安全な生活に必要な習慣や態度を身につける．			
人間関係		幼稚園生活を楽しみ，自分の力で行動することの充実感を味わう．			
		進んで身近な人とかかわり，愛情や信頼感をもつ．			
		社会生活における望ましい習慣や態度を身に付ける．			
環境		身近な環境に親しみ，自然と触れ合う中で様々な事象に興味や関心をもつ．		指導上参考となる事項	
		身近な環境に自分からかかわり，発見を楽しんだり，考えたりし，それを生活に取り入れようとする．			
		身近な事象を見たり，考えたり，扱ったりする中で，物の性質や数量，文字などに対する感覚を豊かにする．			
言葉		自分の気持ちを言葉で表現する楽しさを味わう．			
		人の言葉や話などをよく聞き，自分の経験したことや考えたことを話し，伝え合う喜びを味わう．			
		日常生活に必要な言葉が分かるようになるとともに，絵本や物語などに親しみ，先生や友達と心を通わせる．			
表現		いろいろなものの美しさなどに対する豊かな感性をもつ．			
		感じたことや考えたことを自分なりに表現して楽しむ．			
		生活の中でイメージを豊かにし，様々な表現を楽しむ．			

吹き出し:
- 1年間の指導の過程を振り返り，その幼児が発達の実情から向上が著しいと思われるものに○印を記入
- （・学年）教育課程に基づく学年の指導の重点
- （・個人）当該幼児の指導について特に重視してきた点
- 1. 幼稚園生活を通して全体的，総合的に捉えた幼児の発達の姿について記入
- 2. 幼児の健康の状況等指導上特に留意する必要がある場合に記入

図 4.11 幼稚園幼児指導要録（指導に関する記録）[19]

くの 5～6 月にかけて，それぞれの小学校区ごとに就学させた保育所・幼稚園と小学校との連絡会がある．これは，保幼小連絡会と呼ばれるもので，保育所・幼稚園の保育者が，小学校に出向いて学習や生活の様子を見たり，話し合ったりすることができる（図 4.12）．

また，学習面では，小学校 1 学年の状態をゼロからのスタートとしてとらえるのではなく，就学までの 6 年間の歩みがあることを考慮することが大切である．例えば，夏野菜の栽培を例にとると，保育所，幼稚園では，苗を植えるところからはじまり，どのような野菜に育てたいかを絵に描く活動や，肥料を加えたり，毎朝の水やりをしたりする世話を親子で行ったりしている．さらに，

```
平成○○年度
                保幼小連絡会

1．受付          13:50～14:00

2．授業参観       14:00～14:25
    1年A組　国語
    1年B組　算数
    1年C組　音楽

3．ふれあいタイム  14:30～14:45（体育館）

4．懇談          15:10～16:00
  (1) 開会のあいさつ（校長）
  (2) 自己紹介
  (3) 小学校での児童の様子について（1年生担任）
  (4) 懇談・情報交換
  (5) 閉会のあいさつ（教頭）

5．個別懇談       16:00～16:50
```

図4.12　保幼小連絡会のプログラム例

収穫期には，実際に自分たちで収穫し，実際に調理をして食べるという活動へと発展させている．小学校生活科でも栽培飼育の領域があるが，就学までに子どもたちは，そういった経験をしていることを熟知する必要がある．一つひとつの活動には，就学までの歩みがあることをふまえた上で，小学校でさらに活動を発展させることが保幼小の連携の1つである．

【文　　献】
1）小林芳郎・寺見陽子編：子どもと保育の心理学，保育出版社，p. 52, 2003.
2）Meltzoff, A. N. and Moore, M. K. : Imitation of facial and manual gestures by human neonates. *Science* **198**, 75-78, 1977.
3）Fantz, R. L. : The origins of form perception. *Scientific American* **204**, 66-72, 1961.
4）Wissenfield, A. R. and Malatesta, C. Z. : Infant distress : Variable affecting responses of caregivers and offers. In L. M. Hoffman, P. J. Gandelman and H. R. Shiffnan（Eds.）:

Parention : Its cases and cosequences. Lawrence Erbaum Associates, 1982.
5) 指定都市教育研究所連盟：教育改革の中の子どもたち，東洋館出版社，2003.
6) 福武教育研究所：学習基本調査報告書　高校生版，研究所報　**5**, 1991.
7) 中原美恵・深谷和子：調査レポート「登校拒否」，モノグラフ・小学生ナウ　**11** (3), 1991.
8) 国立婦人教育会館編：男女共同参画，始めの一歩家庭から，大蔵省印刷局，2000.
9) 内山喜久雄：母性喪失，同朋社，p. 68, 1988.
10) Bebbington, P. E., Dunn, G., Jenkins, R., Lewis, G., Brugha, T., Farrel, M. and Meltzer, H. : The influence of age and sex on the prevalence of depressive conditions : Report from the National Survey of Psychiatric Comorbidity. *Psychological Medicine* **28**, 9–19, 1998.
11) Ewart, C. K., Taylor, C. B., Kraemer, H. C. and Agras, W. S. : High blood pressure and marital discord : Not being nasty matters than being nice. *Health Psychology* **10**, 155–163, 1991.
12) 村中由紀子：母親の育児感情と行動に関わる諸要因，山陽学園短期大学紀要　**34**, 77–87, 2003.
13) 牧野カツ子：働く父親の家庭生活と意識―仕事の忙しさとの関連，家庭生活研究所紀要　**8**, 42–51, 1987.
14) 村中由紀子：育児不安を緩和させる要因，山陽学園短期大学紀要　**33**, 123–132, 2002.
15) 村瀬嘉代子：子どものこころを支えるために，こころの科学　**94**, 21, 2000.
16) 柏木惠子編著：父親の発達心理学―父性の現在とその周辺，川島書店，p. 97, 1993.
17) 大日向雅美：母性の研究―その形成と変容の過程・伝統的母性観への反証，川島書店，1988.
18) 金田利子・柴田幸一・諏訪きぬ編著：母子関係と集団保育―心理的拠点形成のために，明治図書，1990.
19) 文部省初等中等教育局長通知：幼稚園幼児指導要録並びに盲学校・聾学校及び養護学校幼稚部幼児指導要録の改善について．平成12年3月8日文初幼第491号．

5. 地域における健康福祉

　今，地域では，子どもが年々減っていく一方で高齢者は年々増えていく少子高齢化と，夫婦と子どもからなる核家族化が進む中で，住民の生活習慣や価値観が多様化して，地域社会の「つながり」や「まとまり」よりも，個人の生活環境を優先するライフスタイルが重要視されるようになってきた．

a. 人と人とのつながりを大切にし，支え合う地域社会

　地域には，いろいろな人が暮らしている．障害のある人や高齢で介護を必要としている人々も大勢いるが，そうでない人も大勢いる．また，将来への不安やストレスから引きこもっている人もいれば，失業した人，言葉や文化の違いに戸惑っている外国籍の人など，地域の中には，なかなか見えにくいいろいろな悩みを抱えた人々がいっしょに暮らしている．また，身体が不自由なため，天気の良い日に散歩したいとか，仲間といっしょに話がしたいと思っても，補助がないと，できない人もたくさんいる．

　人は，生活課題を抱えながらも，みんな住み慣れた家庭や地域で安心していきいきと暮らしていきたいと願っている．そのため，地域で暮らす人々が互いに出会い，支え合っていくことが重要である．実生活では，制度による福祉サービスを利用するだけでなく，地域での人と人とのつながりを大切にしながら，互いに助けたり助けられたりする，心身ともに健康で暖かい関係をつくっていくことこそが，地域における健康福祉の基盤である．

b. すべての人の存在が尊重されて，誰もが尊厳をもって自立して生活できる社会

地域で健やかに安心して暮らしていくためには，出産や子育ての悩み，病気や事故，家庭問題，加齢に伴う心身の衰えが生じたり，一人暮らしや寝たきりになったりしたとしても，地域社会の中で，その人なりに心豊かに，そして，可能なかぎり自立して暮らしていくことが重要である．そして，一人ひとりが，互いに地域社会の構成員であるということを認め合い，すべての人の存在が尊重されて，その人らしく生活していくことのできる社会が求められている．

c. 誰もが差別・排除されない社会

地域には，障害のある人・ない人，性別・国籍・文化や年齢の違う人など，様々な人々が暮らしている事実を受け止めるところから，地域における健康福祉ははじまる．この福祉は，誰もがみんな地域で当たり前の生活を送ることができるよう，ともに生きる福祉社会を目指す「ノーマライゼーション」の理念をより広く，深く掘り下げたものといえる．

つまり，すべての人々が，地域において，いきいきと自立した生活を送るために，誰も排除されない，誰も差別を受けない，「ともに生き，支え合う社会」というソーシャル・インクルージョンの実現こそが，私たちの目指す社会であろう．

d. 地域における健康福祉の方向性

まず，「自分の住む地域がどうなったら，みんなが健康で住みやすくなるか」という視点をもつことが，地域における健康福祉を考える場合，大切なことである．そのとき，多くの方々から身近な生活課題として，保健，医療，教育，住宅，道路，交通，防犯，防災などについて，課題や要望を提起してもらうとよい．

e. 地域における健康福祉推進の意義

近年の社会環境，とくに社会問題化している少子高齢化についてみると，これからも高齢者の増加はいちだんと進み，2015 年頃には，高齢者率が 25% を超え，約 4 人に 1 人が高齢者になると推計されている．

また，家庭機能の低下や親子関係の希薄化などにより，育児ノイローゼや児

童虐待が増えてくるであろう．こうした生活課題の中にこそ，福祉課題が内在しており，柔軟で横断的な福祉サービスの総合化という視点で解決に向けて取り組んでいくことが必要となる．よって，行政には，住民の声を生かして，すべての住民が心身ともに健康で，住み慣れた地域で安心して暮らしていくことができるようにするために，社会福祉分野だけではなく，保健・医療・道路・環境・防犯・防災・教育分野などとの連携や相互協力を強化し，より効果的な健康福祉サービスを構築していってもらいたい．

もちろん，住民一人ひとりとのかかわりの中で，すべての要望に対応していくには限界があるので，地域の様々な住民組織や社会福祉協議会をはじめとした民間団体やその他の団体との連携が必要である．とにかく，地域に住む住民一人ひとりの理解と自分の住む地域を少しでも住みよくしたいという人々の思いが，地域における健康福祉を推進していくための大きな力（地域力）となる．

地域における健康福祉の考え方は，これまでの「限られた対象者に対する支援を目的とした福祉施策」を，「限られた対象者という意味だけではなく，サービスを提供する立場にないすべての住民中心の考え方に基づく福祉施策」に方向転換していくことからはじまる．つまり，地域における健康福祉計画は，すべての住民を対象とした健康福祉を，住民の方々とともに推進していくことが大切であり，そのためには，まず，希薄になりがちな人間関係を顔の見える交流やつきあいへ，また，身近な人間関係を大切にして，助け合いや支え合いのあるつながりへと深めていくことが求められる．そして，地域コミュニティを再構築しながら，暖かい地域基盤の上に，豊かな心で健やかに暮らせる支え合いのまちをつくり上げていくことが大切である．

f. 地域における健康福祉の進め方

少子高齢化や核家族化，国際化の進展に伴い，人々の考え方やライフスタイルが多様化し，住民の地域への関わり方や期待なども変化してきた．その中で，すべての住民が心身ともに健康で，明るく幸せな生活を営んでいくためには，「人間尊重を基盤に据えた健康福祉施策の展開」と「住民が互いに認め合って支え合う地域社会の実現」が重要である．

そのため，住民の中で健康福祉に対する関心を高め，地域組織との連携をい

っそう図っていくとともに，今まで以上に保健・福祉・医療・環境・道路・就労・防犯・防災・教育などとの連携や総合化した健康福祉サービス体制の整備・充実の推進を得ながら，より魅力ある生活ができるようなまちづくりを進めていくことが大切である．

1) 健康福祉コミュニティの育成

住民・行政の主体的で積極的な協働により，地域における健康福祉コミュニティの実現を目指していきたい．住民・活動団体（者）は，地域の支え合い・助け合いの活動主体となり，事業者は自主的にサービスの質の向上と多様なサービスの提供を考えていく．そして，社会福祉協議会は，地域における福祉活動の中心的コーディネーター（調整）役を果たし，市町村や行政は地域で必要な情報提供・相談体制やサービス供給体制の整備，活動のネットワーク化，活動評価などの前向きな実施に取り組んでいくことが大切である．

2) 安心できる健康的な暮らしを支援する健康福祉サービスの総合化

保健・福祉・医療の連携を中心に据えて，教育・環境・道路・住宅都市整備・防犯・防災などとの積極的な連携を図って，総合的な健康福祉サービスの整備を目指すことが求められる．つまり，住民を支援する健康福祉サービスは，地域特性に配慮しながら，身近な地域でサービスのネットワーク化と福祉サービス，提供体制の整備，地域化が求められるのである．

6. 障がい児・者の健康福祉

6.1 障がい児の健康福祉

6.1.1 障害をもつ子どもの心の育ちと支援
a. 発達障害と早期発見の意義
　発達障害は，生まれて間もないときから成人に至るまでの間に顕在化し，そのうちの多くは生涯にわたって障害の状態が続く．また，ほとんどの発達障害は薬物療法などの医学的な方法のみでは治癒することは難しく，その子どもの発達段階に応じた教育プログラムに基づいた教育的支援，および，治療教育的な立場からの療育的支援によって発達の偏りを是正していくことが必要とされる．

　障害が発見される時期については，親が子どもの障害に気づいて専門機関を訪れ，早い段階で治療教育の場にもち込まれるケースもあるが，ほとんどの場合は1歳6か月児検診や3歳児検診などの定期的な検診の場において，医師や保健師などの専門家に指摘を受けることで，早期対応の場へと導入される．しかし，軽度発達障がい児の場合は，幼稚園や保育園への入園または小学校への入学まで，ほとんど気づかれることなく見過ごされる場合が多く，集団の中での他の子どもとの比較において，その障害特有の行動が顕在化して初めて親が気づいたり，保育士や教師によって発見される場合も少なくない．しかし，発達障害は，事故による脳の外傷や脳炎などの疾病によるものを除けば，その多くが乳児期にはすでに存在している場合がほとんどであり，後の予後への影響

を考えると，より早い段階で発見し，適切なケアを受けることが重要である．

　発達障害は，大きく身体障害と知的障害，そして，情緒障害に分類されるが，なかには身体面と知的面，知的面と情緒面というように重複して存在している場合もあり，はっきりと区別することは難しい場合が多い．また，一部原因がはっきりしているもの（染色体異常によるダウン症候群，胎児感染症による先天性の風疹症候群など）を除いて，発達障害の原因が明らかでないものも多い．したがって，いかにして早期発見をするかについては，子どもの行動をつぶさに観察し，それをよりどころにして発達の状態と経過を知ることで，診断に結びつけていく他はないというのが現状である．とくに，発達遅滞や発達性の言語障害や学習障害，そして，自閉症など，それが個人差や個性としてとらえられるものなのか，あるいは，発達が進むにつれて消失していくものなのか，また，障害としてとらえるべきものなのか，発達の初期には判定が難しい場合が多い．このような状況をふまえた上で，いかに早期に発見し，早期対応の場につなげていくのかが，発達臨床における重要なテーマになっている．

　そのためには，おのおのの障害がもつ特徴的な面を十分に把握しておくことが大切である．子どもの発達を考えるとき，どの障害が関与しているのかによって，影響を受けやすい機能領域が決まってくるので，対処の方法が異なり，また，将来的な見通しも違ってくる．子ども一人ひとりの支援を計画するとき，どのようなタイプの問題を抱えているのかを正確に把握する必要がある．

　次に，軽度発達障害（広汎性発達障害，注意欠陥/多動性障害，学習障害）について，その特徴と発達支援のあり方について説明する．

b. 軽度発達障害と対応・支援

　軽度発達障害というのは，発達障害のうち知的障害を伴わないものを総称するが，健常との線引きが難しく，個性なのか障害なのかの判別が難しい場合がある．具体的には，広汎性発達障害（自閉症やアスペルガー障害），注意欠陥/多動性障害，学習障害などが含まれる．これらの障害は，環境や心理的な問題が原因ではなく，脳の器質的な障害が原因となって，脳の機能に問題が生じていると想定されており，家庭や保育園・幼稚園・学校などの集団の場で様々な不適応を起こすため，特別な配慮と対応が必要とされている．

　2004年12月10日公布の「発達障害支援法」では，発達障害を「自閉症，

アスペルガー障害などの広汎性発達障害，注意欠陥/多動性障害，学習障害，その他，これに類する脳機能の障害であって，その症状が，通常，低年齢において発現するものとして政令で定めるもの」と定義づけている．

また，「軽度」という名称がついていることから，障害は軽いので大して問題にしなくてもよいととらえられがちであるが，知的障害をもった発達障がい児と比べて，気づきにくくわかりにくいという意味において，慎重な対応が必要とされている．

1）広汎性発達障害（pervasive developmental disorder：PDD）

広汎性発達障害は，1980年代になって自閉症（autism）の上位概念として位置づけられ，その後の臨床研究が行われた結果，1990年代になってアスペルガー障害（Asperger's disorder）も広汎性発達障害の下位概念として正式に認められた．「広汎性」とは，コミュニケーション障害，社会性の障害，想像力の障害，認知障害，多動，協調運動障害などの，広い範囲の障害をもつという意味であり，自閉症連続体，自閉症スペクトラムともいう．表6.1に，広汎性発達障害の発達段階に対応した特徴的な行動を示す．

自閉症は，そのうち，社会性（対人的相互反応）の障害，コミュニケーションの質的障害，そして，想像力の障害の3症状に加えて，限定された反復的で常同的な行動パターン（例えば，自分の顔の前で手や指をヒラヒラと動かしたり，ねじ曲げたりする等）を有していることを特徴としており，3歳以前にこの3領域における遅れ，あるいは，異常がみられることで，アスペルガー障害と区別される．アスペルガー障害は，コミュニケーションの質的な障害と，限定された反復的で常同的な行動パターンはみられるが，著しい言語の遅れはなく，対人関係以外には年齢相応の発達を示すことが特徴的で，知的には正常である場合がほとんどである．言葉の遅れのない自閉症を高機能自閉症と呼び，アスペルガー障害との関係性について様々な検討が行われたが，両者には決定的な差はみられず，ともに高機能広汎性発達障害（高機能PDD）として扱われている．ただし，「高機能」というのは，知能指数が75以上の場合を指しており，必ずしも高知能であるということではない．

高機能広汎性発達障害は，言葉の遅れがないために1歳6か月児検診や3歳児検診などで見逃されることが多い．幼児期に，この障害を見極めるために

表 6.1 広汎性発達障害の行動特徴（石川ほか，2002[1]を改変）

年齢	特徴的な行動	年齢	特徴的な行動
0歳	育てにくい	小学生	いじめ/いじめられ
1歳代	発達が停滞，ことばが消失 ことばが遅い 多動，関わりにくい 人への関心がうすい 興味の偏り		話をしない 乱暴，きらわれる行動 不器用 パニック こだわり 摂食障害 薬の使用
2〜3歳	ことばが遅い 全体発達の遅れ 対人関係の発達が遅れる こだわり しつけがしにくい	中学生・ 高校生	クラスでのトラブル 精神病的な混乱 強迫症状 摂食障害 不登校 自宅への閉居 性的問題 いじめ/いじめられ 乱暴
幼稚園 保育園	ことば・認知の発達の遅れ 集団生活で目立つ 登園できない 排泄の問題，習癖 親，担任との関係が悪い 就学をどうするか		
小学生	クラスで対人関係，集団生活がうまくできない 行動がコントロールできない 勉強ができない 不登校	（特殊教育）	約束が守れない パニック，強度行動障害
		青年期	就労の困難 人間関係

は，とくに対人関係の発達に注目をすることがポイントである．例えば，母親との愛着関係についても特徴的な面（「母親が呼んでも反応しない」「人見知りがまったくない」「母親が離れても，一人で平気でいる」「母親が相手をしても目線が合わない」「母親よりも，自分の興味のあるおもちゃ等に関心を示す」）がみられる．こういった意味では，乳児期には，手がかからず育てやすい（反面，「飲むのはミルクのみで，しかも哺乳瓶でなくてはだめ」等の頑なさから育てにくいという印象を与える子どももいる）赤ちゃんと思われることもしばしばであるが，1歳を過ぎると，上記のような愛着行動の欠如や異常が母子相互作用に支障をきたすために，母親が「子どもが自分に関心を示さないのは，自分の愛情が足りなかったせいなのだろうか」というように，自分の育て方に起因する子どもの心の問題としてとらえがちで，母親を育児不安に陥れる要素となりがちである．

通常の場合は，生まれたとき，子ども自身にすでに母親からの働きかけを引き出すような愛着行動が備わっているものであるという観点から考えると，1歳を過ぎても愛着行動が極端に欠如しているようなケースについては，広汎性発達障害を念頭においた早期の介入が必要であろう．

　この時点で母親が子どもの愛着行動の欠如について問題意識をもっていない場合でも，幼稚園や保育園への入園によって集団行動をとることが求められるようになると，不適応行動が目立つようになる．先生の指示に従わず，自分の興味対象に没頭し，友だちに興味を示さない等，自分勝手に振る舞い，数字，文字，車や乗り物の種類，時刻表，地図などに対するこだわりや，狭く限定した事物に対しての知識をもつようになる等，その行動は特徴的である．しかし，知的には問題を感じさせないために，障害があるということに気づかれにくいことや，集団において逸脱行動をとるために，わがまま勝手で親のしつけができていない子どもといった誤解を招き，集団でのいじめの対象となることが極めて多い．また，愛着の形成が遅れていることから，親から虐待を受けるケースも多く，高機能広汎性発達障害そのものよりも，障害が周囲から理解されていないために受ける被害によって生じる，二次的な心の問題や悩みを生じての情緒障害の方がより深刻である．

　このような，人とのかかわりに困難さを抱えている子どもたちへの支援は，まず子どもと過ごす時間が最も長い母親に，子どもの行動特徴とそのパターンをしっかりと理解してもらい，子どもへの関わり方のコツをつかんでもらうような専門家によるフォローアップが有効である．つまり，親にわが子のいちばんの専門家になってもらえるように，子どもの個性に合った具体的な関わり方を，場面ごとに学習してもらうのである．その上で，保育士によるフォローアップも，子どもと母親の発達にとって重要であることは言うまでもない．子どもにとっても，自分の特徴に合った適切な対応が保障されることで不適応行動が減少し，情緒面での落ち着きがみられるようになる．また，子どもへの支援についても，発達に応じて自分の行動の特徴に気づかせて，場面に応じた自分なりの対応策を学習させるような指導も有効である．自分の特徴的な行動に対応する行動をプラスし，パターン化させることで，障害とうまくつき合えるようになることは十分可能である．さらに，子どもの行動の特徴を，家族はもち

ろんのこと，友だちや近所など，周囲にも認識してもらい，協力体制をつくることも忘れてはならない．

このように，発達の早い段階で障害が発見され，適切なフォローアップによって障害が目立たなくなり，成人してからも健常者と同等の生活を送ることができるまでの発達を遂げる可能性も少なくないことから，早期発見の意味はその子どもの人生を変えてしまうほど重大であることは，心しておくべきであろう．

2）注意欠陥/多動性障害（attention-deficit/hyperactivity disorder : AD/HD）

AD/HD児は，不注意・多動性・衝動性が代表的な行動特徴となっており，忘れっぽい，落ち着きがない，気が散りやすい，情緒不安定で興奮しやすいといった理由で，周囲に適応することができない子どもで，そういった行動の背景に，広汎性発達障害，知的障害や甲状腺機能に問題がある疾病などが存在しない場合を指す．表6.2は，AD/HDの特徴的な行動を示しているが，こういった行動が少なくとも6か月以上続いており，7歳以前の発症，2か所以上での不適応のあることが診断の目安となっている．1歳頃から，落ち着きのなさといった症状がみられるものの，4歳以前に診断することは困難な場合が多

表6.2 注意欠陥/多動性障害の行動特徴
（石川ほか，2002[1]）を改変）

年齢	特徴的な行動
1歳代	多動傾向
幼児期	動きが多く落ちつかない
小学生	行動がコントロールできない 集中困難 勉強ができない いじめ/いじめられ 乱暴，嫌われる行動 約束が守れない 不器用 薬物コントロール
中学生・高校生	不登校 いじめ/いじめられ 乱暴 約束が守れない，嘘 両親や教師との関係が悪い

い．国によって報告は異なるが，わが国の出現率は学齢期の子どもの３～７％で，男女比は４：１～９：１と，男子の方が多いことが知られている．表に示すような行動のうち，不注意に関する項目に偏っている不注意優勢型，多動−衝動に関する項目に偏りのある多動性−衝動性優勢型，どちらも含む混合型の３タイプに分けられるが，AD/HDは基本的には対人関係やコミュニケーションに関する問題はもっていないが，物事に対しては常に「見たい，触りたい，やってみたい」というような要求が過剰にあり，場面や状況を判断することなく興味のある対象に向かって突っ走るといった，衝動コントロールの悪さを特徴としている．また，自分の気持ちを自分の中で処理することができないために，対人的にも衝動的でイライラとし，少しのことでカーッとなって手が出たり，自分の力のコントロールができないために相手にケガをさせてしまうこともある．さらに，結果を考える間もなく動き出してしまうので，失敗が多く，無鉄砲な行動の結果，ケガも多い．

　このような行動特徴から，親を含めて周囲の大人や子どもからは「わがままで勝手な子ども」としてみられやすく，くり返し強い叱責を受け続けたり，いじめによる対人関係の不調から，自己評価や自尊感情が低下し，高機能自閉症と同様に二次的な情緒障害を併発し，思春期までに本格的な非行にまで発展してしまう等，深刻な問題に至るケースも多くみられる．

　このような子どもたちに対する支援のポイントは，何よりも，本人自身の成功体験を保障することと，周囲からの理解あるサポートに他ならない．問題を親の育て方や子どもの努力不足にすることなく，環境を調整することや薬物療法を用いることが有効であると言われている．

　環境の調整に関しては，視覚刺激を多く使って注意を十分にひきつけた上で，ゆっくりとしたペースで教示をくり返し与える．そして，ルールを守れたとき，友だちといっしょに行動ができたとき，行動を抑えることができたときには，しっかりとほめ，課題を一覧表に書き，クリアできた課題にはシールを貼ったり，スタンプを押したりして，できた事柄が目に見えてわかるような形で伝えていく等，本人に成果をフィードバックし，達成の喜びを感じさせ，楽しみながら一つひとつ克服していくことが望ましい．

　このように，周囲からの適切な対応によって，二次的に引き起こされる自己

評価の低下を食い止め,自信をもたせること等により,学力の低下や衝動性,そして,周囲からの孤立を軽減していくことは可能である.

また,保護者には,子どもへの対応の仕方のコツをしっかりとつかんでもらうことで,やり方次第で,他の健常の子どもと同じような学習の成果が期待できることを実感してもらうことが大切である.

3) 学習障害 (learning disorder, または learning disability : LD)

学習障害とは,基本的には全般的な知的発達に遅れはないが,聞く,話す,読む,書く,計算する,理解する,推論する等の特定的で限られた能力の学習と活用に著しい困難を示す様々な障害を指すものである.学習障害は,その背景に中枢神経系になんらかの機能障害があると推定されるが,その障害に起因する学習上の特異な困難は学齢期を過ぎるまで明らかにならないこともある.学習障害は,視覚障害,聴覚障害,知的障害,情緒障害などの状態や家庭,学校,地域社会などの環境的な要因が直接的な原因になるものではないが,そうした状態や要因とともに生じる可能性はある.また,行動の自己調整,対人関係などにおける問題が,学習障害に伴う形で現れることもある(文部科学省「学習障害及びこれに類似する学習上の困難を有する児童生徒の指導方法に関する調査研究協力者会議」,1999).

表6.3に示すように,就学までは診断の目安になるような明確な特徴が認められない場合がほとんどである.このように学習障害は,発達障害とはいえ,他の障害に比べ,その程度は軽く,しかも部分的である.その発生については,判断基準を確定することは難しいが,内外の様々なデータによると学齢期の子どもの2～8％と言われており,自閉症と同じように圧倒的に男子に多く,女子の4～5倍と言われている.また,その原因についても,明確ではな

表6.3 学習障害の行動特徴(石川ほか,2002[1]を改変)

年齢	特徴的な行動
幼児期	
学齢期 小学校	勉強がうまくいかない 勉強ができない
中学校以降	勉強ができない 不登校

い．

　学習障がい児の多くは，日常生活においてはなんら支障なく，すべてのことがこなせ，とくに問題を感じさせない子どもであるが，学校生活における授業の場面で，読字障害（単に字が読めないのではなく，文字や文章を読んで理解することが困難．語や行をとばして読むため，何が書いてあるのかが理解できない等）や，書字障害（字の形や向きがとらえられず鏡映文字になったり，一つひとつの文字は書けても，単語や文章を綴ることができない等），算数障害（加減乗除のような基本的な計算力の遅れ，加減算や九九が習得できても掛算や筆算のルールが理解できない等）があるため，全般的な発達の状態に比べると学力面のみに著しい遅れがみられる．

　他の面ではまったく問題がないために，本人の怠けや集中力に問題があるのではないかと解釈され，「授業中に先生の言うことよく聞いてないから，勉強ができない」とか「がんばればできる」等と叱咤激励されることになりやすい．しかし，学力の遅れの原因が，学習障がい児の場合，本人のやる気とは関係のないところにあるために，いくら励ましたところで状態は何も改善されないばかりか，このような無理解な指導が子どもを追い詰めることになり，「自分は何をやってもダメな人間だ」といった自己評価の低下や，より深刻な社会への不適応行動を引き起こすことにつながりかねない．

　学習障害は，障害の程度が軽微であるがゆえに，障害として認識されにくく，周囲の理解を得にくいというハンディキャップがあることを理解しておかねば，支援のチャンスとタイミングをのがし，二次的な問題が起こってからそちらの対応が主になってしまい，学習の遅れの手当てが後手に回るという問題が起こりがちである．近年の教育目標としての「一人ひとりを大切にする教育」「個性に応じた教育」は，まさに学び方に違いをもつ学習障がい児にふさわしいものであろう．障害を個性と受け止めるなら，個々の子どものもつ学習障害の様相に応じて，学習教材と教え方が工夫されることが大切と考える．

　例えば，読み書きに問題のある子どもに関して言えば，音と文字の対応に重点をおき，特殊音節を含めて一語ずつくり返し学習させ，すべての組み合わせを低学年のうちにマスターさせる等，一度に学習することは1つという学習の原則に対応した指導方法を用いて，自信をもたせていくことが大切である．

学習障害であるように見えながら，その内容が文章の読解能力や算数の文章題の理解力が低い場合，つまり，意図を読み取る能力に問題があるような場合は，高機能広汎性発達障害である可能性が高くなるので注意を要する．また，注意欠陥/多動性障害と広汎性発達障害の特徴を併せもっている子どもも多いが，このような場合は，広汎性発達障害を優先して治療教育を進めていく必要がある．その理由は，広汎性発達障害が社会性の発達や自立について，最も深刻で長期にわたる問題を抱えており，専門的な支援をしていくことが必要とされているからである．

　以上のような，軽度発達障害を発見するために，わが国では主に米国精神医学会の DSM-IV か，WHO の ICD-10 という診断基準が用いられている．しかし，それらはいずれも学齢期向けにつくられており，乳幼児期の子どもを診断できる基準ではない．したがって，発達段階の早期に，それらの障害を発見するための基準はなく，手探り状態の中で的確な診断を専門家は強いられているというのが現状であろう．また，家族は，明確で客観的な根拠の示されない状態で，自分たちの子どもの障害を受け入れざるを得ない状況におかれている．

　しかし，先述したように軽度発達障害の子どもは，知的なレベルも通常の範囲内であるし，障害の程度も重篤なものではないとはいえ，二次的な障害の可能性はかなり深刻である．二次的な障害としては，不登園や不登校，家庭では普通に話せるのに集団の場では話せない場面緘黙，いじめられ（それを原因とするいじめ），非行，引きこもりやうつ状態，強迫的な行動やチック，極度の被害者意識など，精神科的な問題に発展するような問題も考えられる．幼少期よりいじめを受けたことが原因で，このような問題を抱えている子どもの中には，周囲の何気ない発言を「いじめ」と感じて激しい反撃に出たり，周囲に対して強い恨みをもつような子どももいる．また，家庭では，関わり方が難しいために，親が子どもを心理的に受け入れることが難しく，かわいいと思えない，"しつけ"をしても改善がみられないという理由から，厳しい叱責やそれが高じて虐待に発展する確率も高くなっている．

　このようなことを考えると，専門家としての介入も，子ども自身に対する教育的・療育的なものよりも，親を含めて子どもを取り巻く環境に働きかけるような支援のあり方が優先されることが急務である．具体的には，発達段階の早

期に行われる乳幼児健診の場で，子どもの障害の早期発見を徹底するという視点に加えて，育児不安や育児困難を感じている母親の訴えを十分に聞き取り，親の自信を失わせているものの背景に，子どもの障害を疑わせる要素がないかを調べる視点が重要であろう．なぜなら軽度発達障害の子どもをもった母親の多くが，育児に自信をなくし，「自分の育て方のせいで，子どもがうまく育たない」という自責の念に駆られ，自信を失った育児や不安定なしつけが原因となり，さらに子どもの行動が悪化しているようなケースに，筆者は何度も遭遇しているからである．

　子どもに対して，愛情をもって接することができない母親に対する周囲の否定的な言葉や視線，子どもの育ちに対する様々な指摘や，正しい方法を伝えることのみに終始する保育士や教師，および専門家などの態度は，必然的に母親を追い詰めることになる．追い詰められた母親は，言うことを聞かせるために子どもを強く叱責したり，罰を与えたり，無理な勉強を強いる等，わが子を何とかしようと必死になるあまり，逆の対応で状況をさらに深刻なものにしている例があまりにも多い．

　このような悪循環を断ち切るためには，必ず第三者による正しい介入が必要とされる．乳幼児健診は，本来，このような目的のためにある制度ではないだろうか．健診の場では，子どもに障害があるなしには関係なく，母親が心配している点についてしっかりと聞くことを通して，育児上の問題を一つひとつていねいにすくい上げることが求められる．その上で，安易に「もう少し様子を見ましょう」等と問題を先送りするのではなく，発達障害の特徴と合致するものがあるかどうかについてしっかりと確認し，専門家をはじめ，家族や保育士，また周囲の人々が母親とともに具体的な解決策をその都度見つけ，一つひとつ着実に問題を解決していくような体制づくりが求められる．

　近年，思春期・青年期に，事件の加害者となって初めて，軽度発達障害と診断されるケースが後を絶たない．もちろん，軽度発達障害をもつ子どもたちすべてがそうなるわけではないが，長い成長の過程で「わがままな子ども」「問題をもった子ども」として扱われてきたことや，逆に「個人差や個性」と楽観視され続け，早期発見・早期対応の機会を失ったことが大きな原因の1つと考えられよう．

このような観点から，1歳6か月児健診および3歳児健診の重要性を改めて考えることの必要性と，その体制を強化することは極めて重要である．健診に携わる専門家の資質向上もさることながら，保護者に受診の意義を再認識してもらうような働きかけも大切であろう．保護者の中には，健診を制度上の表面的，かつ義務的なものとしてとらえており，自分の子どもの成長が「正常」か「異常」かに振り分ける場であるという程度の認識しかもっていない場合も少なくない．健診が，自らと子どもの将来に深く関わる場であるという認識をもち，育児上の問題解決のために有効であることを周知してもらえるように，保護者の意識に働きかけることも大切である．そして，保護者が安心してありのままの子どもの様子や不安を話し，子どものもっている能力を最大限に伸ばしていくための現行制度の充実と柔軟な対応が望まれる．

6.1.2　身体障がい児の健康福祉

厚生労働省が実施した身体障がい児実態調査（2001年6月）によれば，わが国における在宅の身体障がい児（18歳未満）数は，およそ8万1900人と推計されている．障害の種類別では，肢体不自由が最も多く4万7700人（58.2％），以下，音声・言語機能障害を含めた聴覚障害，視覚障害，内部障害の順となっている．これらを1996年の調査と比較すると，肢体不自由が6300人の増加で，それ以外は減少という状況になっている．障害の原因別では，出生時の損傷によるものは1万4200人で，6600人減少し，事故，疾病によるものも減少している．

身体障がい児のための施策として，まず保健所において，療育指導が定期的に行われている．早期療育対策としては，比較的短期間の治療により障害が除去・軽減される身体障がい児に対して育成医療の給付が行われている．身体にかなりの障害がある児童，または疾患を放置すればかなりの障害を残すと認められる児童で，手術などの治療によって確実な治療効果が期待できる場合にも，治療費の給付（2006年4月から自立支援医療）が行われている．

また，身体に障害のある児童に対しては，補装具の給付，結核児童に対しては療育の給付が行われている．さらに，身体障がい児のうち，長期にわたる医療や訓練，生活指導などが必要な者に対しては，肢体不自由児施設や盲ろうあ

児施設，重症心身障害児施設に入所し，障害の除去，将来社会において独立して自活できるような知識や技能の修得を図っている．重症心身障がい児と進行性筋ジストロフィー症の児童については，こうした児童福祉施設のほかに，国立病院機構への委託が行われ，2005年7月現在，重症心身障がい児については74施設，進行性筋ジストロフィー症の児童については27施設となっている．また，重症心身障がい児（者）に対し，通園の方法により必要な療育を行う重症心身障害児（者）通園事業がある（図6.1）．

身体障がい児福祉の分野において，ノーマライゼーションの理念の浸透もあり，在宅福祉施策の充実が重要な課題となっている．このため，補装具の交付，日常生活用具の給付，ホームヘルパーの派遣，身体障がい児施設などへの短期入所のほか，各種の通園施設や心身障がい児通園事業などの施策が積極的に進められている．

なお，2006（平成18）年4月の「障害者自立支援法」施行に伴い，障がい児施設（盲ろうあ児施設，肢体不自由児施設，重症心身障害児施設など）は，同年10月から，措置から利用者負担などの適用となっている．また，進行性筋ジストロフィー症児の療育事業のみ，療養介護の事業指定により行われることとなった．

6.1.3　知的障がい児の健康福祉

在宅の知的障がい児・者の状況とニーズを把握し，福祉施策の基礎資料を得る目的で，2005年に知的障害児（者）基礎調査が実地された．この調査によると，全国の在宅の知的障がい児・者は41万9000人と推計され，これに施設入所児・者12万8300人を加えると，わが国の知的障がい児・者の総数は54万7300人と推計される．これを年齢別にみると，18歳未満の知的障がい児は11万7300人（年齢不詳が1万2100人）となっており，5年前の調査時よりも約1万5000人増加している．

知的障がい児に対する保健・医療面の施策として，障害者基本計画（2003年）では，次のような基本方針が謳われ，対策が講じられている．

・障害の原因となる疾病などの予防・早期発見・治療について，妊産婦の健康教育，健康指導および健康診査，周産期医療の充実，新生児や乳幼児に

6.1 障がい児の健康福祉

児童のための施設
- **盲児施設** — 11か所（290人）
  盲児（強度の弱視児を含む）を入所させて保護するとともに，独立自活に必要な指導または援助をする施設
- **ろうあ児施設** — 14か所（440人）
  ろうあ児（強度の難聴児を含む）を入所させて保護するとともに，独立自活に必要な指導または援助をする施設
- **難聴幼児通園施設** — 25か所（851人）
  強度の難聴の幼児を保護者のもとから通わせて指導訓練を行う施設
- **肢体不自由児施設** — 63か所（5375人）
  上肢，下肢または体幹の機能障害のある児童を入所させて治療するとともに，独立自活に必要な知識技能を与える施設
- **肢体不自由児通園施設** — 99か所（3777人）
  上肢，下肢または体幹の機能障害のある児童を通所させて治療するとともに，独立自活に必要な知識技能を与える施設
- **肢体不自由児療護施設** — 6か所（320人）
  病院に入院することを要しない肢体不自由のある児童であって，家庭における養育が困難なものを入所させる施設
- **重症心身障害児施設** — 112か所（1万1015人）
  重度の知的障害および重度の肢体不自由が重複している児童を入所させて保護するとともに，治療および日常生活の指導をする施設
- **心身障害児総合通園センター** — 21か所
  心身障害の相談・指導・診断・検査・判定などを行うとともに，時宜を失することなくその障害に応じた療育訓練を行う施設，複数の児童福祉施設の複合体
- **児童デイサービス**
  障がい児に，日常生活における基本的な動作の指導，集団生活への適応訓練を行う．
- **重症心身障害児病床**
  重度の知的障害および重度の肢体不自由が重複している児童を入所させて，治療および日常生活の指導を行う．

図 6.1 身体障がい児のための施設福祉施策（厚生労働省：社会福祉施設等調査など）
2005年10月1日現在．（ ）内は定員数．

対する健康診査などの適切な実施．
・学校地域における健康診査などの適切な実施，疾患などに関する相談，カウンセリング等の提供機会の充実．
・周産期集中治療管理室や新生児集中治療管理室を含む周産期・小児医療施設の設備を図る．
・障害の早期発見，および，障害に対する適切な医療，医学的リハビリテーションの提供により，障害の軽減ならびに重度化・重複化，二次障害および合併症の防止を図るとともに，障がい者に対する適切な保健サービスを

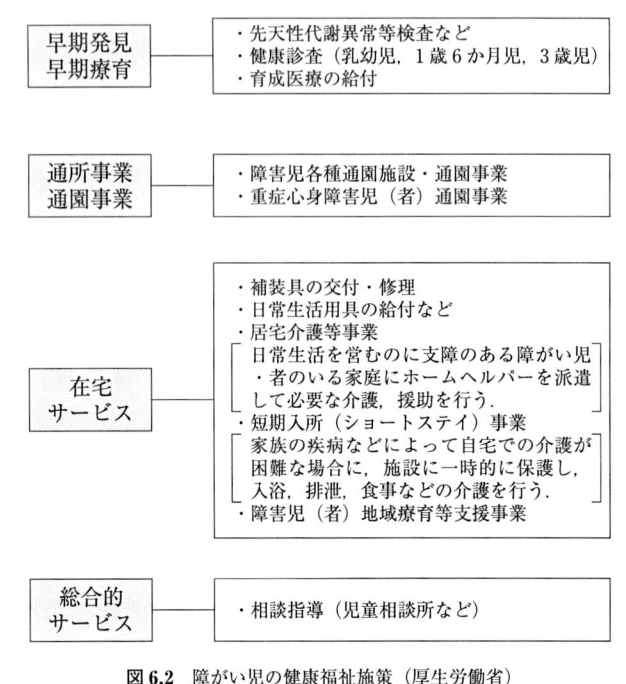

| 早期発見 早期療育 | ・先天性代謝異常等検査など
・健康診査（乳幼児，1歳6か月児，3歳児）
・育成医療の給付 |

| 通所事業 通園事業 | ・障害児各種通園施設・通園事業
・重症心身障害児（者）通園事業 |

| 在宅 サービス | ・補装具の交付・修理
・日常生活用具の給付など
・居宅介護等事業
　　日常生活を営むのに支障のある障がい児
　　・者のいる家庭にホームヘルパーを派遣
　　して必要な介護，援助を行う．
・短期入所（ショートステイ）事業
　　家族の疾病などによって自宅での介護が
　　困難な場合に，施設に一時的に保護し，
　　入浴，排泄，食事などの介護を行う．
・障害児（者）地域療育等支援事業 |

| 総合的 サービス | ・相談指導（児童相談所など） |

図 6.2 障がい児の健康福祉施策（厚生労働省）
2006年10月1日現在．

提供する．小児に対しては，障害に対応した発達を支援する．
　このような早期発見・早期療育に重点をおいた在宅施策としては，地域での生活を希望する者に対する支援を総合的に推進しており，図6.2のような施策を創設している．① 総合サービスとして，障害児（者）地域療育など，支援事業や市町村，保健所，児童相談所などにおける相談支援・指導，② 早期療育の場，集団療育の場として実施される在宅サービス，③ 育成医療の給付，特別児童扶養手当などの支給がある．
　ノーマライゼーションの理念に沿って，可能なかぎり地域で生活できる条件整備を図ることを基本として，障害者自立支援法（2006年）において，障害種別にかかわりなく利用者が必要とするサービスが利用できるよう仕組みが一元化された．施設福祉施策（図6.3）も，2006年10月から5年間を移行期間として新体系に再編され，ニーズに沿った個別支援計画が作成され，利用目的にかなったサービスが提供されている．なお，知的障害児施設や知的障害児通

6.2 障がい者の健康福祉

児童のための施設
- 知的障害児施設　255か所（1万2152人）
  知的障害の児童を入所させて保護するとともに，独立自活に必要な知識技能を与える施設
- 自閉症児施設　7か所（310人）
  自閉症を主たる症状とする児童を入所させて保護するとともに，独立自活に必要な知識技能を与える施設
- 知的障害児通園施設　256か所（9404人）
  知的障害の児童を日々保護者のもとから通わせて保護するとともに，独立自活に必要な知識技能を与える施設
- 重症心身障害児施設　112か所（1万1015人）
  重度の知的障害および重度の肢体不自由が重複している児童を入所させて保護するとともに，治療および日常生活の指導をする施設
- 心身障害児総合通園センター　21か所
  心身障害の相談・指導・診断・検査・判定などを行うとともに，時宜を失することなくその障害に応じた療育訓練を行う施設，複数の児童福祉施設の複合体
- 児童デイサービス
  市町村が通園の場を設けて，障がい児に通園の方法により指導を行い，地域社会が一体となって育成助長を図る事業
- 重症心身障害児病床
  重度の知的障害および重度の肢体不自由が重複している児童を入所させて，治療および日常生活の指導を行う．

図 6.3　知的障がい児のための施設（厚生労働省：社会福祉施設等調査）
2005年10月1日現在．（　）内は定員数．

園施設は，同年10月より，措置から契約方式になり，障害者施設と同様にサービスに関わる費用も定率（1割）負担となっている．

また，近年では，自閉症や高機能広汎性発達障害（アスペルガー障害など），注意欠陥/多動性障害（AD/HD），学習障害（LD）などの発達障がい児・者への地域での支援が強く求められており，発達障害者支援センターの整備（54都道府県市，2007年6月現在）も行われている．

6.2　障がい者の健康福祉

6.2.1　身体障がい者の健康福祉

2001年6月に厚生労働省が実施した身体障害者実態調査によれば，わが国における在宅の18歳以上の身体障がい者数は，およそ324万5000人と推計され，1996年の調査と比較すると10.6%増加している．障害の種類別では，肢

体不自由が最も多く53.9％，以下，音声・言語機能障害を含めた聴覚障害，視覚障害，内部障害の順となっている．

　障害の程度別にみると，1・2級の者が身体障がい者総数の45.1％を占め，1996年調査よりも割合が増加している．障害の原因別では，疾病によるものが26.2％，事故によるものが17.0％である．加齢によるものは4.7％で，約1.5倍に増加している．疾患別にみると，心臓疾患（11.1％），脳血管障害（10.5％），骨関節疾患（8.7％）の割合が高い．

　身体障がい者に対する施策は，1949（昭和24）年の「身体障害者福祉法」の成立によって，その基盤が確立した．その後，種々の制度化，制度改正が行われてきたが，同法が施行されて50年余を経過する間に，障がい者の高齢化，重度化の進行，障がい者自身の自立意識の高揚，障がい者をめぐる社会意識の変化といった状況を背景に，身体障がい者の福祉ニーズは多様化しつつ増大し，とくに在宅福祉施策（図6.4）への期待が高まっている．在宅福祉施策の健康面に関する主要な1つに更生医療の給付がある．更生医療は，一般医療（いわゆる治療医学）によって，すでに治癒（欠損治癒，変形治癒などの不完全治癒）した障がい者に対し，その日常生活能力または職業能力を回復，あるいは獲得させることを目的として行う医療である．その実績は，内部障害の比重が増大しているが，その大半は人工透析にかかるものである．なお，2006（平成18）年4月の「障害者自立支援法」施行に伴い，更生医療は，「自立支援医療」に移行している．このほか，在宅健康福祉の取り組みには，補装具制度，在宅介護対策，リハビリテーション対策などがある．また，2000（平成12）年には，「身体障害者福祉法」が改正され，身体障害者相談支援事業や手話通訳事業，盲導犬訓練施設などが新たに法律で位置づけられた．

　また，身体障がい者のための施設福祉施策（図6.5）としては，健康の増進や日常生活訓練のための地域利用施設，作業能力の回復のための更生施設，医学的管理のもとに必要な保護が行われる療護施設などがある．

6.2.2　知的障がい者の健康福祉

　在宅の知的障がい児・者の状況とニーズを把握し，福祉施策の基礎資料を得る目的で，2005年に実施された知的障害児（者）基礎調査によると，全国の

6.2 障がい者の健康福祉

障がい者の軽減・補完・診査・更生相談対策

- **更生医療の給付**
  身体上の障害を軽くしたり除いたりするための医療
  関節形成術，角膜移植術，穿孔閉鎖術，人工透析，ペースメーカーのうめ込み手術など
- **訪問診査，更生相談**
  医療，生活，職業などの各種の相談，施設への紹介など

補装具費の支給，日常生活用具の給付など

- **補装具費の支給**
  障がい者らの身体機能を補完または代替する用具（補装具）の購入または修理に通常要する費用の100分の90に相当する額を支給する
- **日常生活用具の給付など**
  障がい者らの日常生活上の便宜を図るため告示の要件を満たす6種の用具を給付または貸与する
  - ・介護・訓練支援用具　　　・自立生活支援用具
  - ・在宅療養等支援用具　　　・情報・意思疎通支援用具
  - ・排泄管理支援用具　　　　・居宅生活動作補助用具

在宅介護対策

- **特別障害者手当てなどの支給**
  在宅の重度障がい者で，日常生活において常時特別の介護を要する状態にある者に対し，特別障害者手当などを支給する
  - ・特別障害者手当（月額）2万6440円，障害児福祉手当（月額）1万4380円
  - ・福祉手当（経過措置分）（月額）1万4380円
- **居宅介護（ホームヘルプ）**
  自宅で，入浴，排泄，食事の介護などを行う
- **重度訪問介護**
  重度の肢体不自由者で常に介護を必要とする人に，自宅で入浴，排泄，食事の介護，外出時における移動支援などを総合的に行う
- **行動援護**
  自己判断能力が制限されている人が行動するときに，危険を回避するために必要な支援，外出支援を行う
- **重度障害者等包括支援**
  介護の必要性がとても高い人に，居宅介護など複数のサービスを包括的に行う
- **短期入所（ショートステイ）**
  自宅で介護する人が病気の場合などに，短期間，夜間も含め施設で，入浴，排泄，食事の介護および日常生活の世話を行う

社会参加促進対策など，住宅リハビリテーション

- **身体障害者相談員の設置**
  身体障がい者の更生相談に応じ，必要な指導を行うとともに福祉事務所など関係機関の業務に対する協力，援護思想の普及を行う
- **障害者自立支援・社会参加総合推進事業**
  障害のある人が社会の構成員として地域の中でともに生活が送れるよう，また，情報支援，文化・スポーツ活動等自己実現，社会参加を通じて生活の質的向上が図れるよう，必要な自立支援等推進施策および社会参加促進施策を総合的かつ効果的に実施する
- **福祉ホーム事業**
  家庭環境，住宅事情などの理由により，居宅において生活することが困難な障害者（常時の介護，医療を必要とする状態にある者を除く）に対して，低額な料金で居室などを利用し，日常生活に必要な便宜を受けることができる事業
- **障害別福祉事業（委託事業）**
  視覚障害者福祉事業（点字・声の図書事業など），聴覚・言語障害者福祉事業（手話通訳指導者養成研修事業など），視覚・聴覚（重複）障害者福祉事業（盲ろう者向通訳養成研修事業），福祉機器開発普及等事業，全国身体障害者総合福祉センター運営事業など

図 6.4 身体障がい者のための在宅福祉施策（厚生労働省）
2006年10月1日現在．

```
施設福祉施策
├─ 更生施設
│   ├─ 肢体不自由者更生施設　　　84か所（5230人）
│   │   障害の程度のいかんにかかわらず相当程度の作業能力を回復しうる見込みのある人を対象とし，更生訓練を行う施設
│   ├─ 視覚障害者更生施設　　　20か所（1813人）
│   │   あんまマッサージ指圧師，はり師およびきゅう師など職業についての知識技能，訓練を行う施設
│   ├─ 聴覚・言語障害者更生施設　　　3か所（160人）
│   │   更生に必要な治療および訓練を行う施設
│   └─ 内部障害者更生施設　　　7か所（501人）
│       医学的管理の下に更生に必要な指導，訓練を行う施設
├─ 生活施設
│   ├─ 身体障害者療護施設　　　484か所（2万7202人）
│   │   身体上の著しい障害のため常時介護を必要とするが，家庭ではこれを受けることの困難な最重度の障がい者を入所させ，医学的管理の下に必要な保護を行う施設
│   └─ 身体障害者福祉ホーム　　　67か所（811人）
│       身体上の障害のため家庭において日常生活を営むのに支障のある身体障がい者が自立した生活を営む施設
├─ 作業施設
│   ├─ 身体障害者授産施設　　　202か所（1万1517人）
│   │   雇用困難または生活に困窮する人を対象とし，必要な訓練を行い，職業を与えて自活させる施設
│   ├─ 身体障害者通所授産施設　　　326か所（8816人）
│   │   身体障害者授産施設の一種であり，内容は身体障害者授産施設と同じであるが，利用者は通所者に限られる
│   ├─ 身体障害者小規模通所授産施設　　　232か所（4037人）
│   │   通所施設である授産施設であって，常時利用する者が20人未満10人以上であるもの
│   └─ 身体障害者福祉工場　　　36か所（1701人）
│       生産能力があっても，通勤事情などのため，一般の企業に就職することの困難な身体障がい者などのための施設
└─ 地域利用施設
    ├─ 身体障害者福祉センター（A型）　　　39か所
    │   身体障がい者の各種の相談に応ずるとともに，健康の増進，教養の向上，スポーツ，レクリエーションなど保健・休養のための施設
    ├─ 身体障害者福祉センター（B型）　　　209か所
    │   在宅重度障害者が適所して，創作活動，軽作業，日常生活訓練などを行うための施設
    ├─ 在宅障害者デイサービス施設　　　430か所
    │   身体障害者デイサービス事業を行うための施設（2006年9月末で廃止）
    ├─ 障害者更生センター　　　7か所（520人）
    │   障がい者，家族，ボランティア等が気軽に宿泊・休養するための施設
    ├─ 点字図書館　　　72か所
    │   視覚障がい者の求めに応じて点字刊行物や声の図書の閲覧貸出しを行う施設
    ├─ 点字出版施設　　　13か所
    │   点字刊行物を出版する施設
    ├─ 聴覚障害者情報提供施設　　　30か所
    │   字幕（手話）入りビデオカセットの製作貸出し，手話通訳者の派遣，情報機器の貸出し等を行う施設
    ├─ 補装具製作施設　　　19か所
    │   補装具の製作または修理を行う施設
    ├─ 盲人ホーム　　　28か所（573人）
    │   あんまマッサージ指圧師，はり師，きゅう師免許を有する視覚障がい者の職業生活の便宜を図るために施設を利用させ，技術の指導を行う施設
    └─ 盲導犬訓練施設　　　9か所
        盲導犬の訓練を行うとともに，視覚障がい者に対し，盲導犬の利用に必要な訓練を行う施設
```

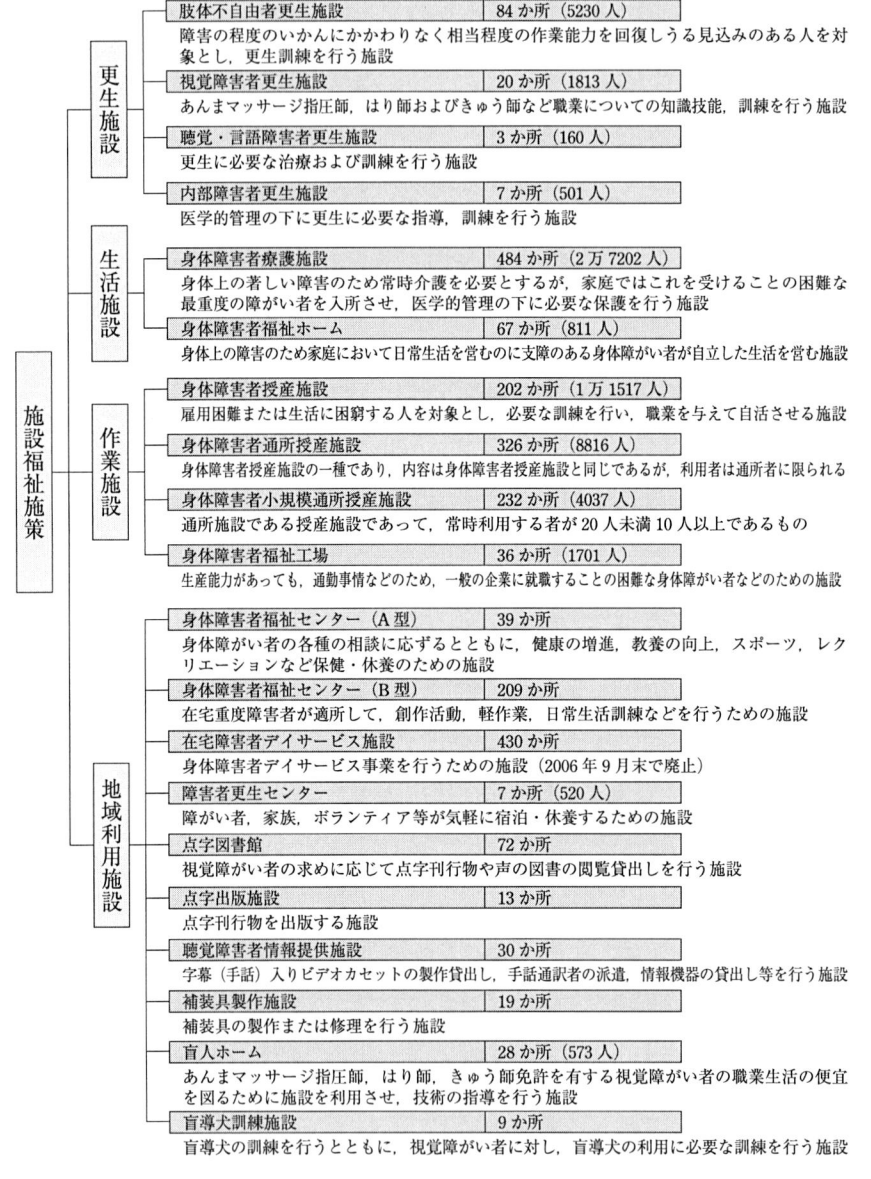

図 6.5 身体障がい者のための施設福祉施策（厚生労働省：社会福祉施設等調査）2005年10月1日現在．（　）内は定員数．

6.2 障がい者の健康福祉

在宅の知的障がい児・者は41万9000人と推計され，これに施設入所児・者12万8300人を加えると，わが国の知的障がい児・者の総数は54万7300人と推計される．これを年齢別にみると，18歳以上の知的障がい者は41万300人となっており，5年前の調査時よりも7万2000人増加している．

知的障がい者に対する福祉施策としては，ノーマライゼーションの理念に沿って，可能なかぎり，地域で生活できる条件整備を図ることを基本として，図6.6に示したような通所・通園事業，在宅サービス，社会参加のための地域生活援助事業，就労支援のための職親制度，各種援助措置を受けやすくするための療育手帳制度などが施策として打ち出されている．

「障害者自立支援法」により，障害種別にかかわりなく，利用者が必要とするサービスが利用できるようしくみを一元化し，施設福祉施策（図6.7）も，

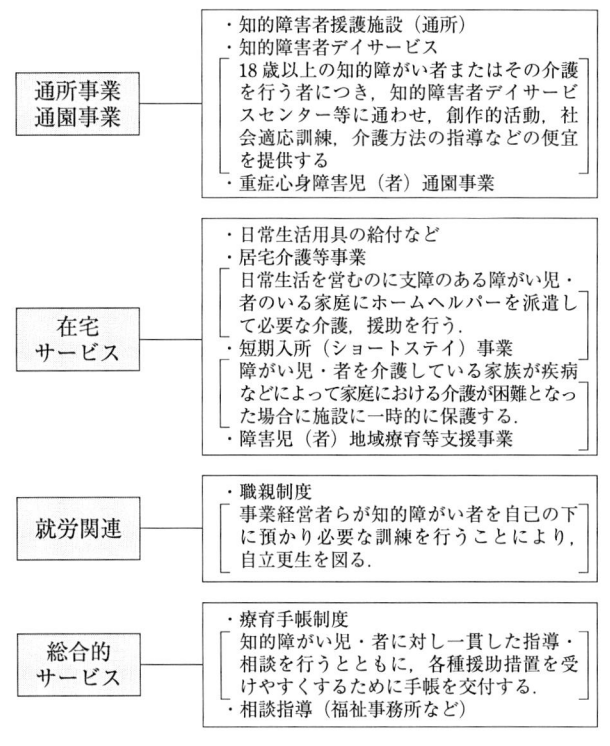

通所事業 通園事業	・知的障害者援護施設（通所） ・知的障害者デイサービス 18歳以上の知的障がい者またはその介護を行う者につき，知的障害者デイサービスセンター等に通わせ，創作的活動，社会適応訓練，介護方法の指導などの便宜を提供する ・重症心身障害児（者）通園事業
在宅サービス	・日常生活用具の給付など ・居宅介護等事業 日常生活を営むのに支障のある障がい児・者のいる家庭にホームヘルパーを派遣して必要な介護，援助を行う ・短期入所（ショートステイ）事業 障がい児・者を介護している家族が疾病などによって家庭における介護が困難となった場合に施設に一時的に保護する． ・障害児（者）地域療育等支援事業
就労関連	・職親制度 事業経営者らが知的障がい者を自己の下に預かり必要な訓練を行うことにより，自立更生を図る．
総合的サービス	・療育手帳制度 知的障がい児・者に対し一貫した指導・相談を行うとともに，各種援助措置を受けやすくするために手帳を交付する． ・相談指導（福祉事務所など）

図6.6 知的障がい者の健康福祉施策（厚生労働省）
2006年10月1日現在．

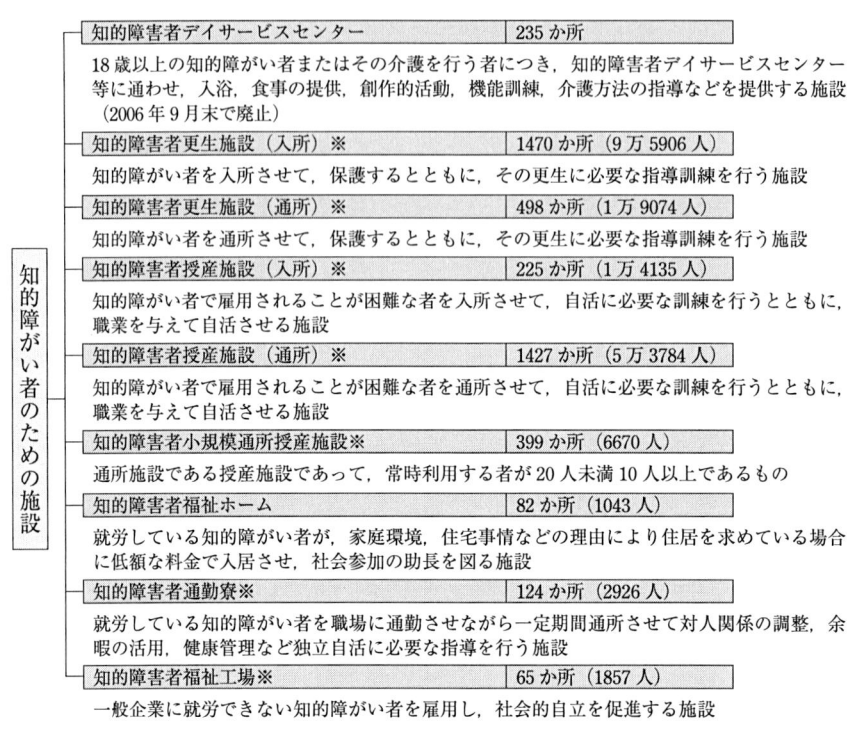

知的障がい者のための施設		
知的障害者デイサービスセンター	235か所	
18歳以上の知的障がい者またはその介護を行う者につき，知的障害者デイサービスセンター等に通わせ，入浴，食事の提供，創作的活動，機能訓練，介護方法の指導などを提供する施設（2006年9月末で廃止）		
知的障害者更生施設（入所）※	1470か所（9万5906人）	
知的障がい者を入所させて，保護するとともに，その更生に必要な指導訓練を行う施設		
知的障害者更生施設（通所）※	498か所（1万9074人）	
知的障がい者を通所させて，保護するとともに，その更生に必要な指導訓練を行う施設		
知的障害者授産施設（入所）※	225か所（1万4135人）	
知的障がい者で雇用されることが困難な者を入所させて，自活に必要な訓練を行うとともに，職業を与えて自活させる施設		
知的障害者授産施設（通所）※	1427か所（5万3784人）	
知的障がい者で雇用されることが困難な者を通所させて，自活に必要な訓練を行うとともに，職業を与えて自活させる施設		
知的障害者小規模通所授産施設※	399か所（6670人）	
通所施設である授産施設であって，常時利用する者が20人未満10人以上であるもの		
知的障害者福祉ホーム	82か所（1043人）	
就労している知的障がい者が，家庭環境，住宅事情などの理由により住居を求めている場合に低額な料金で入居させ，社会参加の助長を図る施設		
知的障害者通勤寮※	124か所（2926人）	
就労している知的障がい者を職場に通勤させながら一定期間通所させて対人関係の調整，余暇の活用，健康管理など独立自活に必要な指導を行う施設		
知的障害者福祉工場※	65か所（1857人）	
一般企業に就労できない知的障がい者を雇用し，社会的自立を促進する施設		

図6.7 知的障がい者のための施設（厚生労働省：社会福祉施設等調査など）
2005年10月1日現在．（ ）内は定員数．※は2011年末までの経過措置．

2006年10月から5年間を移行期間として新体系に再編され，ニーズに沿った個別支援計画が作成され，利用目的にかなったサービスが提供されている．なお，2006年10月より，措置から契約方式になり，障がい者施設と同様にサービスに関わる費用も定率（1割）負担となっている．

在宅福祉施策としては，地域での生活を希望する者に対する支援を総合的に推進しており，次のような施策を創設している．

① 知的障害者更生相談所・更正施設などにおける相談支援・指導
② 地域生活を支援するためのホームヘルプ（このうち行動上著しい困難を有する障がい者などへの行動援護を2005年度から創設），ショートステイ，デイサービス（障がい者デイサービスは2006年10月に廃止）

③ 地域社会の中にある住宅で数人の知的障がい者が共同で生活を行い，専任の世話人が，日常的な生活援助を行う「知的障害者地域生活援助事業（グループホーム）」は，1989年度に創設．障害者自立支援法ではグループホームとケアホームに再編
④ 特別障害者手当の支給

知的障がい者健康福祉の課題としては，社会参加の促進を図るための各種施策の充実，とくに，スポーツ，レクリエーション，文化施策の推進が求められている．

また，知的障害とは異なるが，最近，外傷性脳損傷，脳血管障害などにより，脳に損傷を受け，その後遺症として生じた記憶障害，注意障害，遂行機能障害，社会的行動障害などの認知障害などを示す「高次脳機能障害」が健康福祉の対象となっている．高次脳機能障害は，日常生活において大きな支障をもたらす場合があるが，一見してその症状を認識することが困難であること等から，国民や関係者の間に十分な理解が得られている状況にはない．

厚生労働省では，その具体的な支援方策を検討するため，2001年度から「高次脳機能障害支援モデル事業」に取り組み，2001～2003年度で，診断基準，医学的リハビリテーション等の標準的な訓練プログラム，社会復帰支援のためのプログラムや支援ニーズ判定票を提示した．続いて，2004～2005年度もモデル事業を継続し，地域における具体的な事例を収集するとともに，全国に普及可能な支援体制と手法を提示した．障害者自立支援法においては，都道府県の専門的な相談支援事業として，高次脳機能障害支援普及事業を実施することとしている．2006年度からは，モデル事業の成果をふまえ，全国的な規模へ拡大し「高次脳機能障害支援普及事業」を開始している．

なお，あらゆる障がい児・者の生活に関する相談に対応する窓口について表6.4に示した．

6.2.3　精神障がい者の健康福祉
a.　精神障がい者の現状

2005年度版の障害者白書によると，全国に約258万人（推定）の精神障がい者がおり，そのうち約32万9000人が入院中[5]であるが，その15％にあた

表6.4 障がい児・者の相談窓口（内閣府，2007[2)]を改変）

相　談	窓　口	内　容
障がい児に関する相談がしたい	・児童相談所 ・保健所 ・各市町村の児童家庭相談窓口	医師，児童心理司，ケースワーカーによる障がい児に関する相談，指導など．また，児童相談所においては判定など
身体障がい者・知的障がい者に関する相談がしたい	・市町村福祉事務所 ・市町村担当課（障害福祉）	ケースワーカーによる身体障がい者・知的障がい者の福祉サービスについての相談，指導など
精神障害について相談したい	・保健所 ・精神障害者地域生活支援センター	医師，精神保健福祉相談員，保健師による精神障がい者に関する相談，指導 精神保健福祉士による精神障がい者に関する相談，指導
うつ・心の健康について相談したい	・保健所 ・精神保健福祉センター	医師，保健師，精神保健福祉士などによる相談・支援
発達障害について相談したい	・発達障害者支援センター （注）近隣の地域に設置されていない場合には，最寄りの児童相談所，市町村福祉事務所，保健所に問い合わせ	発達障がい児（者）およびその家族に対する専門的な相談
障がい者に関する専門的な相談がしたい	・身体障害者更生相談所 ・知的障害者更生相談所 ・精神保健福祉センター （各都道府県・指定都市に設置）	医師，保健師，心理判定員，ケースワーカーによる障がい者に関する専門的な相談，指導，判定
障がい児の教育について相談したい	・教育委員会 ・近隣の保健所，幼稚園，小学校	障がい児に関する教育についての相談
障がい者の就職・採用について相談したい	・公共職業安定所（ハローワーク）	企業への就職，職業訓練の受講，障害のある人を雇用したい等の相談
障がい者の雇用について相談したい	・都道府県障害者雇用促進協会（各都道府県に設置）	障害のある人を雇用する上で，必要な配慮や助成措置についての相談
職業適性などについての相談がしたい	・地域障害者職業センター（各都道府県に設置）	職業適性，就職・職場適応や雇用管理についての専門的な相談
仕事と生活の相談をしたい	・障害者就業・生活支援センター	就職に向けての準備，職場への適応，就業に伴う日常生活の社会・生活の悩み等についての相談
障がい者の人権について相談したい	・人権相談所 （各法務局・地方法務局およびその支局）	障がい者の人権に関する相談

	・人権擁護委員 ・障害者110番（各都道府県・指定都市に設置）	
障がい者のための在宅サービスを受けたい	・市町村担当課（老人福祉，障害福祉） ・市町村福祉事務所 ・在宅介護支援センター ・高齢者総合相談センター（シルバー110番）（各都道府県に設置） 【Tel. 全国どこでもプッシュホン電話回線 #8080】	高齢者や障がい者のための在宅介護サービスの相談
身体障がい者のための各種サービスを知りたい	・障害者社会参加推進センター（各都道府県に設置） ・（福）日本身体障害者団体連合会内，中央障害者社会参加推進センター 【Tel. 03-3565-3399】	朗読奉仕員，福祉タクシー，生活訓練などの各種サービスの情報提供相談
障がい者の年金について相談したい	〈障害基礎年金，障害厚生年金など〉 ・ねんきんダイヤル 　年金請求などの年金相談 　【Tel. 0570-05-1165】 　年金を受けている人の年金相談 　【Tel. 0570-07-1165】 ・社会保険事務所 ・年金相談センター 〈労災年金〉 ・労働基準監督署	各種年金についての相談
身体障がい者が運転免許を取得したい 障がい者等向けに自宅を改造したい	・運転免許試験場（運転適性相談窓口） ・最寄りのリハビリテーションセンター 　または国立身体障害者リハビリテーションセンター 【Tel. 04-2995-3100】 ・最寄りの高齢者総合相談センター 　または（財）高齢者住宅財団 【Tel. 0120-602-708】	運転免許取得のための条件，手続き等の相談 障がい者等向けの住宅改造の相談
福祉用具について相談したい	・近隣の福祉用具取扱い店 ・（財）テクノエイド協会 【Tel. 03-3266-6880】	福祉用具の使用や購入の相談

身体障がい者補助犬（盲導犬，介護犬および聴導犬）について相談したい	・各都道府県障害福祉担当課　厚生労働省補助犬ホームページ　(http://www.mhlw.go.jp/topics/bukyoku/syakai/hojyoken/index.html)	身体障がい者補助犬の使用や育成に役立てるための相談
障がい者のための食生活情報を知りたい	・（財）すこやか食生活協会　【Tel. 03-3583-9395】　【Fax. 03-3589-4317】　(http://www.sukoyakanet.or.jp)　・「料理・献立ヒント」のテレフォンサービス　【フリーダイヤル　　　0120-399-025】　【東京　03-3589-4344】　【福岡　092-721-1333】	食生活の情報入手に関する相談．ほかに「料理・献立ヒント」をテレフォンサービスおよびJBS日本福祉放送（大阪の有線放送）で提供

る4万8000人が20年以上の長期入院患者[6]である．そして，入院患者の21.5％（6万9000人）は，受け入れ条件が整えば退院可能な"社会的入院"と言われる人たちである[7]．一方，在宅の精神障がい者では，その76.8％が家族と同居しているものの，配偶者のいない人が63.9％[8]という状況からみて，多くは親やきょうだいと暮らしているものと思われる．そして，一般就労をしている場合では，身体障がい者の平均月収25万円に対し，精神障がい者は15万1000円，福祉工場での就労の場合は，身体障がい者19万円，精神障がい者8万1000円と，いずれも身体障がい者より収入はかなり低い[9]にもかかわらず，障害年金の受給率は25.7％と他の障がい者より低く[10]，障がい者福祉の大きな流れから取り残されてきたことがうかがえる．

　精神障がい者と一口に言っても，統合失調症，気分障害（躁うつ病）や，神経症性障害やストレス性障害など，いろいろな疾患があり，一括りに論じるのは難しい．ここでは，健康福祉の面で主に問題になる統合失調症などを中心に述べたい．

b. 精神障がい者福祉の歴史

　わが国においては，明治時代以前には精神保健について国全体を統括するような規則はなかったので，精神障がい者は無秩序に放置・排除・監置されており，ときに一部の寺院が滝治療や漢方・灸，読経などを治療法として世話をし

表 6.5 主な健康福祉関係法令と目的

法律	目的
保健予防関係	
地域保健法（昭和22年 法律第101号）	地域保健対策の推進に関する基本指針、保健所の設置その他地域保健対策の推進に関し基本となる事項を定めることにより、母子保健法その他の地域保健対策に関する法律による対策が地域において総合的に推進されることを確保し、もって地域住民の健康の保持及び増進に寄与する。
精神保健及び精神障害者福祉に関する法律（昭和25年 法律第123号）	精神障害者の医療及び保護を行い、障害者自立支援法（平成17年法律第123号）と相まってその社会復帰の促進及びその自立と社会経済活動への参加の促進のために必要な援助を行い、並びにその発生の予防その他の国民の精神的健康の保持及び増進に努めることによって、精神障害者の福祉の増進及び国民の精神保健の向上を図る。
学校保健法（昭和33年 法律第56号）	学校における保健管理及び安全管理に関し必要な事項を定め、幼児、児童、生徒及び学生並びに職員の健康の保持増進を図り、もって学校教育の円滑な実施とその成果の確保に資する。
母子保健法（昭和40年 法律第141号）	母性並びに乳児及び幼児の健康の保持及び増進を図るため、母子保健に関する原理を明らかにするとともに、母性並びに乳児及び幼児に対する保健指導、健康診査、医療その他の措置を講じ、もって国民保健の向上に寄与する。
老人保健法（昭和57年 法律第80号）	国民の老後における健康の保持と適切な医療の確保を図るため、疾病の予防、治療、機能訓練等の保健事業を総合的に実施し、もって国民保健の向上及び老人福祉の増進を図る。
健康増進法（平成14年 法律第103号）	我が国における急速な高齢化の進展及び疾病構造の変化に伴い、国民の健康の増進の重要性が著しく増大していることにかんがみ、国民の健康の増進の総合的な推進に関し基本的な事項を定めるとともに、国民の栄養の改善その他の国民の健康の増進を図るための措置を講じ、もって国民保健の向上を図る。
福祉関係	
児童福祉法（昭和22年 法律第164号）	国及び地方公共団体は、児童の保護者とともに、児童を心身ともに健やかに育成する責任を負い、児童の福祉を保障するための原理として、すべて児童に関するこの法令の原理は、常に尊重されなければならない。
身体障害者福祉法（昭和24年 法律第283号）	障害者自立支援法（平成17年法律第123号）と相まって、身体障害者の自立と社会経済活動への参加を促進するため、身体障害者を援助し、あわせて必要に応じて保護し、もって身体障害者の福祉の増進を図る。
社会福祉法（昭和26年 法律第45号）	社会福祉を目的とする事業の全分野における共通的基本事項を定め、社会福祉を目的とする他の法律と相まって、福祉サービスの利用者の利益の保護及び地域における社会福祉の推進を図るとともに、社会福祉事業の公明かつ適正な実施の確保及び社会福祉を目的とする事業の健全な発達を図り、もって社会福祉の増進に資する。
知的障害者福祉法（昭和35年 法律第37号）	障害者自立支援法（平成17年法律第123号）と相まって、知的障害者の自立と社会経済活動への参加を促進するため、知的障害者を援助するとともに必要な保護を行い、もって知的障害者の福祉を図る。
老人福祉法（昭和38年 法律第133号）	老人の福祉に関する原理を明らかにするとともに、老人に対し、その心身の健康の保持及び生活の安定のために必要な措置を講じ、もって老人の福祉を図る。
障害者基本法（昭和45年 法律第84号）	障害者の自立及び社会参加の支援等のための施策に関し、基本的理念を定め、及び国、地方公共団体等の責務を明らかにするとともに、障害者の自立及び社会参加の支援等のための施策の基本となる事項を定めること等により、障害者の自立及び社会参加の支援等のための施策を総合的かつ計画的に推進し、もって障害者の福祉を増進する。
児童虐待の防止等に関する法律（平成12年 法律第82号）	児童虐待が児童の人権を著しく侵害し、その心身の成長及び人格の形成に重大な影響を与えるとともに、我が国における将来の世代の育成にも懸念を及ぼすことにかんがみ、児童に対する虐待の禁止、児童虐待の予防及び早期発見その他の児童虐待の防止に関する国及び地方公共団体の責務、児童虐待を受けた児童の保護及び自立の支援のための措置等を定めることにより、児童虐待の防止等に関する施策を促進することを目的とする。
発達障害者支援法（平成16年 法律第167号）	発達障害者の心理機能の適正な発達及び円滑な社会生活の促進のために発達障害の症状の発現後できるだけ早期に発達支援を行うことが特に重要であることにかんがみ、発達障害を早期に発見し、発達支援を行うことに関する国及び地方公共団体の責務を明らかにするとともに、学校教育における発達障害者への支援、発達障害者の就労の支援、発達障害者支援センターの指定等について定めることにより、発達障害者の自立及び社会参加に資するようその生活全般にわたる支援を図り、もってその福祉の増進に寄与する。
食育基本法（平成17年 法律第63号）	近年における国民の食生活をめぐる環境の変化に伴い、国民が生涯にわたって健全な心身を培い、豊かな人間性をはぐくむための食育を推進することが緊要な課題となっていることにかんがみ、食育に関し、基本理念を定め、及び国、地方公共団体等の責務を明らかにするとともに、食育に関する施策の基本となる事項を定めることにより、食育に関する施策を総合的かつ計画的に推進し、もって現在及び将来にわたる健康で文化的な国民の生活と豊かで活力ある社会の実現に寄与する。
障害者自立支援法（平成17年 法律第123号）	障害者基本法の基本的理念にのっとり、身体障害者福祉法、知的障害者福祉法、精神保健及び精神障害者福祉に関する法律、児童福祉法その他障害者及び障害児の福祉に関する法律と相まって、障害者及び障害児がその有する能力及び適性に応じ、自立した日常生活又は社会生活を営むことができるよう、必要な障害福祉サービスに係る給付その他の支援を行い、もって障害者及び障害児の福祉の増進を図るとともに、障害の有無にかかわらず国民が相互に人格と個性を尊重し安心して暮らすことのできる地域社会の実現に寄与する。

た．1900（明治33）年にやっとできた精神障がい者の保護に関する最初の法律「精神病者監護法」は，精神病者の私宅監置を認めるというものであり，悲惨な状態にあった私宅監置をやめさせ，病人として病院に収容するための努力の段階が長く続いた．

戦後になって，欧米から精神衛生に関する知識が本格的に導入され，1950（昭和25）年にようやく精神障がい者への適正な治療と保護を目的とする「精神衛生法」が成立して，私宅監置も禁じられた．しかし，精神科病床はなかなか増えず，保安上の理由から，国が補助して精神病院新設を促し，「精神病院ブーム」が起こったが，このことがわが国の長期入院医療継続の一因ともなった．1950年代の後半には，新薬の普及と治療法の進歩や人権思想の広がる中，すでに世界の趨勢となっていた地域精神保健の考え方が展開されるようになり，入院中心の医療からしだいに地域におけるケアへと，精神医療の重点は移っていった．しかし，病院内での凄まじい人権侵害事件である宇都宮病院事件の発生（1984年）は，わが国の精神科医療の体質を根本から問うこととなったのである．こうした状況への反省もあり，精神障がい者の社会からの排除・予防的側面の強い「精神衛生」という用語から，より積極的な心の健康づくりの側面を含む「精神保健」に名称を変え，精神障がい者の社会復帰の促進を目標に成立したのが，1987（昭和62）年の「精神保健法」である．一方で，ノーマライゼーションの社会へ広がりの中，1993（平成5）年に成立した改定「障害者基本法」において，精神障がい者は初めて「障がい者」と認定され，これによって他の障害なみに社会復帰促進のための基盤整備が本格化したのである．1995（平成7）年，「精神保健法」は「精神保健福祉法」となり，ここに初めて精神障がい者の医療，保健，福祉の側面をすべて盛り込んだ法律が成立した．

c. 精神障がい者の保健福祉

精神障がい者は，長く福祉の対象と見なされず，精神病として医療の対象でしかなかった．何事につけても病状が判断基準であり，ときには精神障がい者の人生すら医療の専門家の意見に左右される状態であった．こういった疾患重視，福祉不在の状態が長く続いたのは，精神障害が一度回復しても服薬を中止したり，無理をすると再発し入退院をくり返す疾患であり，また，疾患と障害

が振幅をもちながら分かちがたく結びついて区別しにくく，そして，発病後の長い入院生活などによって，疾患と障害がともに変動する可能性があるという特徴によるところが大きい．

しかしながら，現代は糖尿病に代表されるような生活習慣病やアトピー等の慢性疾患者が，治療を受けながら日常生活の自己管理によって軽快し，地域で活躍している人も多いことを考えると，精神疾患も急性期以外は入院の必要もなく，治療を受けながら日常生活管理を行い，病気を抱えながら地域で普通の生活を楽しむことは十分可能である．社会における生活力は，疾患の程度や病名と必ずしも連動せず，生活力は，むしろ，その人がどのような環境や対人関係の中にいるか等，社会的な要素と関わり深いものである．このように，精神障がい者を，社会で生活する上で生活しにくさを抱えた「生活障がい者」ととらえ直せば，必要なことは医療をはじめ，経済保障や社会復帰施策，そして，居宅生活の支援，また職業的リハビリテーションのための施策など，地域生活のための様々な支援であると考えられる．

d. 健康で福祉的な生活のために

精神障がい者の保健福祉的生活のために医療継続は大きな要素であるが，本人のニーズ調査によると，「病気の苦しみも強いが，収入も少なく，生活上の苦しみも強い」とか「障害があっても働きたい」「障害があるからできないと決めつけないで，できることをいっしょに考えてほしい」「精神障がい者とわかると不利な扱いを受けることが多いので知られたくない」[10]等，医療以外の，地域で普通に生活するための支援を望む声が切実なのである．つまり，精神障がい者の健康で福祉的な生活のために必要なのは「医療の継続」に加え，「経済的保障」と「力に合った働く場所」「困ったときに支えてくれるネットワーク」「何人かの仲間」，そして「気長に構えてあまり批判しないで見ていてくれる家族」であろうか．これは，医療継続の部分を除けば，知的障がい者や身体障がい者の場合と変わらないし，障害の有無にかかわらず，人が健康で落ち着いて生活できる条件といえるものではないだろうか．不幸にして人生の途上で病を得てしまったものの，彼らは学歴や社会的経験からくるプライドも高い．本人のプライドや主体性の尊重こそ，健康福祉的生活支援の基礎と考えたい．

6.3　障がい児・者とスポーツ

6.3.1　障がい者スポーツの起こりと流れ

　障がい児・者のスポーツは，その初期段階において，脊椎損傷者を中心とする一部の身体障がい者を対象として行われていた．1948年，ロンドンオリンピック開会式の日，ストークマンデビル病院内で脊椎損傷者のアーチェリー大会が開催された．これが現在のパラリンピックの原点である．その後，この大会は，リハビリテーションの成果を競う大会として，毎年開催され，1952年には国際競技大会へと発展している．1960年にローマで開かれた大会は，初めてオリンピック終了後に同地で開催されており，第1回パラリンピックと位置づけられている．わが国における身体障がい者のスポーツは，1964年，東京パラリンピック以後に発展し，翌1965年から「全国身体障害者スポーツ大会」が開催されるようになった．

　一方，知的障がい者のスポーツについては，その歴史は浅い．知的障がい者の自立と社会参加を目指す国際的なスポーツ組織として，スペシャルオリンピックスがある．これは，1963年，故ケネディ大統領の妹であるユニス・シュライバーが自宅の庭を開放して始めたデイ・キャンプが始まりである．1968年に，ケネディJr.財団の支援により組織化され，全米から世界へと広がっている．日本には，1980年に導入され，1994年にスペシャルオリンピックス日本が発足した．2001年にNPO法人として認められ，多くのアスリートたちがスポーツの技術を磨くだけでなく，目的達成の喜びや生きる喜びを共有し，自立しようとする気持ちを強くもって競技に臨んでいる．

　このほか，知的障がい者のスポーツは，その振興が各地で推進されていたが，厚生省は1981年からの「国連障害者の十年」の最終年を契機として，知的障がい者のスポーツのいっそうの発展を図るとともに，社会の知的障がい者に対する理解と認識を深め，知的障がい者の自立と社会参加の促進に寄与することを目的とし，「全国身体障害者スポーツ大会」をモデルとして，全国知的障害者スポーツ大会「ゆうあいピック」を開催することに決めた．第1回ゆうあいピック東京大会は，1992年11月，東京都駒沢オリンピック公園陸上競技

場を主会場に，全国の都道府県・政令指定都市から約3500人の選手，役員が参加して開催された．ゆうあいピックは，「YOU（あなた）とI（わたし）」の言葉から，この大会に参加するすべての人たちの友情の輪を広げるという願いがこめられている[11~13]．

6.3.2 主な障がい者スポーツ大会

スポーツを通して，障がい児・者の社会参加への気運はさらに高まり，競技性の高い障がい者スポーツの大会が国内外で開催されつつある．わが国からも選手として参加する障がい児・者が増加してきており，障がい児・者のスポーツに対する意識も，リハビリテーションの延長という考え方から，日常生活の中で楽しむスポーツ，競技するスポーツへと広がってきている[14]．現在では，各地で数多くのスポーツ大会やスポーツ教室が開催されている．以下に，主な国内外の障がい者スポーツ大会を紹介する．

a. 主な国内の障がい者スポーツ大会

1) 全国障害者スポーツ大会

本大会は，障害のある方が競技などを通じてスポーツの楽しさを体験するとともに，多くの人々が障害のある人に対して理解を深めることを目的とする「障がい者スポーツの祭典」である．本大会は，これまで毎年別々に開催されていた「全国身体障害者スポーツ大会」と全国知的障害者スポーツ大会「ゆうあいピック」が，2001年に統合されてできたものである．以後，オリンピック終了後に開催されるパラリンピックのように，秋季国民体育大会の直後に，毎年，当該開催都道府県で障がい者スポーツ大会として開催されている．実施競技は，個人競技（陸上競技，水泳，卓球，サウンドテーブルテニス，アーチェリー，ボウリング，フライングディスク）と団体競技（車椅子バスケットボール，バスケットボール，グランドソフトボール，ソフトボール，バレーボール，サッカー，フットベースボール）および公開競技（精神障がい者バレーボール）がある．

2) 全国ろうあ者体育大会

本大会は，聴覚に障害のある人が，スポーツを通じて技を競い，健康な心と身体を養い，自立と社会参加を促進することを目的として，1967年度から開

催されている．

3) ジャパンパラリンピック競技大会

競技力の向上と国際大会へ派遣する選手の選考を目的とした本大会は，1991年度から陸上競技と水泳，1993年度からスキー，翌年からアイススレッジホッケー，1998年度からアーチェリーの大会が，おのおの開催されている．陸上競技，水泳およびスキーの大会には，身体に障害のある人と知的障害のある人が，また，アイススレッジホッケーおよびアーチェリーの大会には，身体に障害のある人が参加している．

b. 主な国際障がい者スポーツ大会

1) パラリンピック競技大会

オリンピックの直後に当該開催地で行われる，身体に障害のある人の国際スポーツ大会であり，夏季大会と冬季大会が開催されている．夏季大会は，1960年にローマ（イタリア）で第1回大会が開催され，オリンピック同様，4年に一度開催されている．2004年9月，第12回大会がアテネ（ギリシャ）において開催された．第13回大会は，2008年9月，北京（中国）において開催される．冬季大会は，1976年に，エーンシェルドスピーク（スウェーデン）で第1回大会が開催されて以降，オリンピックの冬季大会の開催年に開催されている．2006年3月，トリノ（イタリア）において第9回大会が開催され，第10回大会は2010年3月，バンクーバー（カナダ）において開催される．

2) デフリンピック

4年に一度行われる，聴覚に障害のある人の国際スポーツ大会であり，夏季大会と冬季大会が開催されている．夏季大会は，1924（大正13）年を第1回としており，第20回大会が，2005年1月，メルボルン（オーストラリア）において開催された．冬季大会は1949年を第1回としており，2007年2月に，ソルトレイクシティ（アメリカ）において，第16回大会が開催された．次回は，2011年にスロヴァキアにおいて第17回大会が開催される予定である．

3) スペシャルオリンピックス世界大会

4年に一度行われる，知的障害のある人の国際スポーツ大会であり，夏季大会と冬季大会が開催されている．順位は決定されるものの，最後まで競技をやり遂げた選手全員が表彰される，といった特徴がある大会である．夏季大会

は，1968年を第1回としており，2007年には上海（中国）において第12回大会が開催された．冬季大会は1977年を第1回としており，第8回大会が，2005年2月，長野県において開催された．アジアで初めて，また，オリンピック・パラリンピックが開催された地で初めての世界大会となったこの大会は，約9万人の観客が競技観戦に訪れる等，国内外で注目を集めた．

　この長野パラリンピックにおける日本選手団の大活躍を1つの契機として障がい者スポーツへの国民各層の関心が高まりをみせる中，1998年に，障がい者スポーツのあり方を検討するため，「障害者スポーツに関する懇談会」（厚生事務次官の私的懇談会）が開催され，その報告において，スポーツが障害のある人の生活をより豊かにするという視点に立って，生活の中で楽しむことができるスポーツや競技としてのスポーツを積極的に意義づけること等が提言された．

　この報告をふまえつつ，日本障害者スポーツ協会を中心として，知的障害のある人などを含めた障がい者全体のスポーツの振興が進められている．全国障がい者スポーツ大会を開催するとともに，「障害者自立支援・社会参加総合推進事業」により，各地方自治体による大会・教室の開催や指導者の養成を支援している．また，「障害者スポーツ支援基金」を通じて，同協会が行う国際大会への選手団派遣事業や指導者の養成事業，各競技団体が行う全国大会の開催事業などへの助成が行われ，障がい者スポーツ振興のための取り組みがなされている[14〜16]．

6.3.3　障がい児・者のスポーツの意義とこれから

　1978（昭和53）年に，国連教育科学機関（ユネスコ）から出されている「体育・スポーツに関する国際憲章」の1条において，体育・スポーツの実践は，すべての人にとっての基本的権利であることが謳われている．そして，学齢前児童を含む若者，高齢者，身体障がい者に対して，その要求に合致した体育・スポーツのプログラムにより，その人格を全面的に発達させるための特別の機会が利用可能とされなければいけないことも明記されている．かつて，障がい児・者にとってスポーツをすることは，障がい者自身が，身体を鍛えることにより，残存能力の強化を図り，明るい希望と勇気を抱くようにすることが

主な目的であった．今や，スポーツは，障害の有無にかかわらず，人間としての基本的権利であるとみなされ，明るく豊かな人生を送る上で，すべての人にとって，不可欠な文化であるととらえられるようになった．

障がい児・者スポーツは，障害があっても活用できる能力を生かしてプレーできるように考案されたスポーツ，少し工夫して，その場その場に適した形にしたスポーツということから adapt（適応させる）という語を用いて「アダプテッド・スポーツ（adapted sports）」と称されている．かつては，「障害がある人のためのスポーツ」であった障がい児・者スポーツは，「なんらかの障害のある人も行うことができるスポーツ」へとその概念を変えている[12,17〜20]．

障がい児・者が行うことができるスポーツは，健常者に比べ限界はあるが，その内容を，開発・考案・修正・改良・削除・単純化することによって多種多様の種目を楽しむことができるようになりつつある[21]．この意味で，障害のない人たちにとってのスポーツの意義と障がい児・者にとってのスポーツの意義は，一体化してきており，健常者同士だけ，あるいは障がい児・者同士だけでスポーツを楽しむ時代から，ともにスポーツを楽しむ時代になってきている．このことにより，今後スポーツのもつ魅力・楽しさはさらに広がるといえる．

6.4　障がい児・者の歯科保健

障がい児および障がい者の歯科保健の目標は，健常者と同様に，う蝕や歯周疾患などの口腔内疾患の予防，口腔機能の成長発育および成人期以降での機能低下の防止である．しかしながら，その対応について，各個人の障害の程度を十分に把握していかなければならない．

とくに，障害により口腔清掃が十分に行えない場合には，う蝕や歯周疾患が発生することが多いので，保護者や介護者は，歯科医師や歯科衛生士の指導を受けて介助することが望ましい．また必要に応じて予防処置を受けるとともに，咀嚼や嚥下（食物を飲み込むこと）機能が衰えている場合は，専門家による機能訓練を受ける必要がある．

さらに注意すべきとして，障害により本人の訴えがない場合もあるので，定

期的に歯科健診を受診し，疾患がある場合は早期に治療を行うことが望ましい．

6.4.1 歯科疾患の原因と予防
a. う　蝕

障害の有無にかかわらず，とくに幼少児期において，う蝕の予防は重要な課題である．う蝕については，発生に大きく関わる「細菌叢」「食事」「歯」の3つの要因から考え，予防することが重要である．

細菌叢の要因に対しては，不潔な口腔内で常在菌が繁殖し，プラークの付着が問題となる．歯面に付着したプラークは，糖質から酸を産生し，歯面を脱灰させう蝕を発生させる．したがって，歯みがきによるプラーク除去が効果的である．一般に小学校低学年までは保護者の仕上げみがきやチェックが必要である．障害がある場合は，歯みがきができないことが多く，プラークの付着は重大な問題である．したがって，小学校低学年以降も障害の程度に応じて介護者による歯みがきや介助が必要になる．なお，電動歯ブラシの使用によりプラーク除去が比較的容易に行える場合がある．

食事の要因として，う蝕の発生とショ糖（砂糖）の摂取量が関係していることが知られている．ショ糖は，う蝕病原菌が利用しやすい糖質であり，歯を溶かす酸と，プラークの基質となる多糖体（粘着性の糖質）を産生するためである．さらに，食品の停滞時間が長いとう蝕発生の危険性は高まるので注意が必要である．これらのことから食事の要因に対しては，砂糖の摂取量のコントロールおよび間食回数の管理が有効である．

歯の要因としては，歯の萌出直後の2～3年間は，歯の表層を覆うエナメル質の結晶構造は完成しておらず，この時期のう蝕の発生率が高いことである．また，歯の形態的な問題として，咬合面（嚙み合わせの面）や隣接面（歯と歯の接触している面）では，物理的に清掃が行われないためプラークが付着しやすいことがあげられる．また，歯の形成期に障害があるとエナメル質の形成不全が生じ，う蝕発生の危険性が高まる．対応として，歯質を強化し耐酸性を増すためのフッ化物の応用およびシーラントが一般的である．

フッ化物の応用には，歯科医師・歯科衛生士によるフッ化物の歯面塗付法

と，集団で低濃度のフッ化物を用いうがいをする方法（洗口法）がある．なお，最近ではフッ化物を配合した歯磨き剤も多く市販されており，この利用も有効である．ただし，対象者の協力が得られ，うがいができることが前提となる．

シーラントとは，咬合面の小窩裂溝（くぼみや溝）を樹脂で埋め，歯面に酸を接触させない方法であり，乳歯・永久歯の臼歯のう蝕予防として用いられているが，フッ化物の応用と同様に対象者の協力が得られることが前提となる．

b. 歯周疾患

歯肉炎は，付着したプラークが原因となり，プラーク中の細菌の産生した毒素に対する生体の防衛機能として起きる歯肉表層の炎症である．主な症状は，毛細血管の拡張による歯肉の発赤（赤くみえること）・腫脹である．歯肉炎は，可逆性（回復可能）の疾患であり，原因の除去により改善する．

歯周炎は，成人期以降の歯の喪失の主な原因となる．歯周炎は，歯肉炎と異なり，不可逆性（回復不可能）の疾患であり，歯の土台を形成する歯周組織の崩壊が起き，最終的には歯が喪失する．原因は，プラークの付着，修復物による歯に対する嚙み合わせ時の過剰な圧力など，多要因である．また糖尿病や喫煙などにより増悪する．

対応として，歯肉炎は歯肉に接した歯面のプラーク除去により改善するので，歯みがきによりプラーク除去を行うことが必要である．また，てんかんの治療薬の服用者には，副作用として歯肉の増殖がみられることがある．歯周炎の予防には，日常から口腔内を清潔に保つことと定期的な歯科健診が重要である．

6.4.2 口腔の機能障害

摂食嚥下とは，食物を口に入れてから飲み込み胃に入るまでの一連の運動である．

通常，乳児期に学習する機能であるが，障害がある場合，摂食嚥下機能の発達が阻害される．また，高齢者では，加齢や疾病により筋群の働きが弱まることで嚥下障害が生じる．障がい児に対しては，摂食嚥下の機能を学習させることが必要となる．また高齢者に対しては，弱まった機能を回復させるためのリ

ハビリテーションが有効であるが，いずれも専門家による指導が必要となる．

障がい児・者の歯科医療について

歯科治療では，早期の発見と治療および予後の管理が大切である．早期に歯科疾患を発見し受診することは，多くの場合，治療時間や期間の短縮につながる．しかしながら，障害のある場合には，通院や治療が困難な場合もあるので周囲のサポートを受けることも必要である．また，障害の程度により訴えが得られない場合があるので，健診の機会があれば受診し治療を受けることが望ましい．

現在，障がい児・者の歯科治療を行う医療機関も多いので，治療が必要な際には地域の行政機関や歯科医師会に問い合わせて，早期に受診することが望ましい．また，在宅介護を受けている高齢者には，訪問歯科診療が行われている．

【文　　献】

1) 石川道子・辻井正次・杉山登志郎：可能性ある子どもたちの医学と心理学―子どもの発達が気になる親と保育士・教師のために，ブレーン出版，pp. 262-265, 2002.
2) 内閣府：障害者白書（平成19年度版），pp. 215-217, 258-261, 2007.
3) 厚生統計協会：厚生の指標「国民衛生の指標」 **54**（9），106-112, 2007.
4) 日本知的障害者福祉連盟：発達障害白書，日本文化科学社，pp. 41-112, 2005.
5) 相澤讓治・篠原由利子編著：精神保健福祉論，久美，2002.
6) 上里一郎・飯田　真ほか編：メンタルヘルスハンドブック，同朋舎出版，1989.
7) 精神保健福祉行政のあゆみ編集委員会編：精神保健福祉行政のあゆみ，中央法規出版，2000.
8) 中永征太郎編著：健康と生活環境，朝倉書店，1993.
9) 山下　格：精神医学ハンドブック第3版，日本評論社，2000.
10) 内閣府：障害者白書（平成17年版），p. 25, 33, 2005.
11) 日本障害者スポーツ協会ホームページ．(http://www.jsad.or.jp)
12) 高橋　明：障害者とスポーツ，岩波書店，pp. 3-5, 2004.
13) スペシャルオリンピックス日本ホームページ．(http://www.son.or.jp)
14) 厚生労働省ホームページ．(http://www.1.nhlw.go.jp)
15) 総理府：障害者白書（平成18年版），pp. 100-103, 2006.
16) 総理府：障害者白書（平成19年版），pp. 110-113, 2007.
17) 石田直章：障害者のスポーツの現状と発展への課題，名古屋芸術大学研究紀要 **24**, 1-23, 2003.

18) 藤田紀昭：障害者と地域スポーツ―地域スポーツ振興と統合をめぐって―，体育の科学 **50**(3), 213-217, 2000.
19) 本保恭子：最新健康科学概論，朝倉書店，pp. 196-200, 2005.
20) 藤田紀昭：障害者スポーツの世界，角川学芸出版，pp. 61-71, 2008.
21) 北野与一：体力・健康概論，杏林書院，pp. 229-234, 1990.

7. 健康福祉援助活動の担い手

　現代の社会問題の1つとして，子どもや老人に対しての虐待の問題があげられる．子どもへの虐待の場合，子どもが虐待により骨折したという場合は，小児科あるいは整形外科の医師が最初に関わる．親による虐待がくり返される場合，病院は，2歳までならば行政からの補助により，治療や入院保護を行うことができる．また，児童福祉施設である乳児院での養育という選択もある．しかし，2歳以降は，児童養護施設の手に委ねられる．この間，養育者への心理相談がカウンセラーによって行われたり，子どもが養育されるのに望ましい場の調整にはケースワーカーが当たったりする．このような具体的な動きは，衰弱した養育者自身の病院への受診，外傷を受けた子どもの受診，あるいは葛藤と自責の念に耐えかねた養育者が，自ら児童相談所や病院の医師に相談すること等からはじまる場合もあるが，近所の住民や民生委員，保育所・幼稚園・学校からの通報により，児童相談所の知るところとなり，被虐待児への対応がはじまることも多い．通報を受けた児童相談所では，まず児童福祉司が事情聴取を行い，児童相談所所長（多くが精神科医）と相談しながら，児童相談所が一時預かりをするのか，児童養護施設に収容するのか等，この被虐待児への対応を決定する．そして，児童福祉施設に処遇が決まると，児童指導員や保育士，看護師，栄養士，心理士，ボランティア等が子どもの養育に携わることになる．あわせて，リハビリやこころのゆがみへの対応が必要な場合は，理学療法士，作業療法士および精神科医や臨床心理士も健康回復の一助を担う．

　このような子どもの虐待の例からもわかるように，人々が生命を脅かされず

心身ともに健康に生活するためには，多くの領域の担い手が関わっている．さらに，広く健康づくりや母子・老人・障害のある人々の健康について考えるならば，健康福祉の担い手の基礎学問としては，福祉学や医学，看護学，保健学，体育学，法律学，栄養学，心理学，理学療法学，作業療法学，言語聴覚学，保育学，教育学などが関与している．そして，具体的職業や関わる立場としては，社会福祉士，介護福祉士，医師，看護師，保健師，母子保健推進員，保護司，栄養士，心理士，理学療法士，作業療法士，精神保健福祉士，言語聴覚士，保育士，養護教諭，教師，民生委員・児童委員，ボランティア等があげられる．

7.1 福祉領域における健康福祉援助活動の担い手

福祉事務所，児童相談所，更正相談所，婦人相談所，社会福祉施設および福祉団体などにおいて，専門的調査・判定，相談，保護，教護（自立支援），援護，育成，更正，介護などに従事する代表的な担い手について示す．

a. 福祉相談指導専門員

福祉相談指導専門員とは，福祉事務所，児童相談所，更正相談所，婦人相談所において，専門的調査・判定，相談，助言，指導の仕事に従事する．① 査察指導員，② 現業員（ケースワーカー），③ 児童福祉司，④ 身体障害者福祉司，⑤ 知的障害者福祉司，⑥ 老人福祉指導主事，⑦ 家庭児童福祉主事，⑧ 相談指導員，⑨ 婦人相談員，⑩ 家庭相談員，⑪ 母子自立支援員の職種が該当する．

1) 査察指導員

福祉事務所におかれ，指導監督を行う所員である．現業事務の指導監督をつかさどる．

2) 現業員（ケースワーカー）

福祉事務所におかれ，現業を行う所員である．援護，育成，または，更正の措置を要する者の家庭を訪問し，または訪問しないで，これらの者に面接し，本人の資産，環境などを調査し，保護，その他の措置の必要の有無，およびその種類を判断し，本人に対して生活指導を行う．一般的には，ケースワーカ

ー，または，地区担当員とも呼ばれている．

3）児童福祉司

児童相談所におかれる職員である．児童の保護，その他，児童の福祉に関して，相談に応じ，専門的技術に基づいて必要な指導を行う等の児童の福祉増進に努める．

4）身体障害者福祉司

都道府県が設置する身体障害者更正相談所，および，市町村が設置する福祉事務所におかれる職員である．身体障がい者の福祉に関し，福祉事務所の所員に対し，技術的指導を行う．また，身体障がい者の相談に応じ，その生活の実情，環境などを調査し，更正援護の必要の有無，および，その種類を判断し，本人に対して，直接的に，または，間接的に社会的更正の方途を指導する．

5）知的障害者福祉司

都道府県では，知的障害者更正相談所に，市町村では設置する福祉事務所におかれる職員である．知的障がい者の福祉に関し，福祉事務所の所員に対し，技術的指導を行い，知的障がい者の福祉に関する相談に応じ，必要な調査，および，指導を行う．

6）老人福祉指導主事

都道府県，および，市町村が設置する福祉事務所におかれる職員である．福祉事務所の所員に対し，高齢者の福祉に関する相談に応じ，必要な調査，および，介護の措置や技術的な指導を行う．

7）家庭児童福祉主事

都道府県，または，市町村が設置する福祉事務所におかれた家庭児童相談室の職員であり，福祉児童所の所員に対する家庭児童福祉に関する技術的指導を行う．

8）相談指導員

都道府県に設置される婦人相談所におかれる職員である．売春防止法の規定を受けての相談，調査，収容保護，および，その廃止の決定に関する事務，ならびに啓発活動を担当する．

9）婦人相談員

売春防止法の規定を受けて，都道府県，および，市に設置される職員であ

る．要保護女子，すなわち，性行または環境に照らして売春を行うおそれのある女子の発見に努め，相談に応じ，必要な指導，および，これらに付随する業務を行う．非常勤であるが，社会的信望があり，その職務を行うに必要な熟意と識見をもっている者の中から，都道府県知事または市長によって任命される．

10）家庭相談員

都道府県，または，市町村が設置する福祉事務所におかれた家庭児童相談室の非常勤職員であり，家庭児童福祉に関する専門的技術を必要とする相談指導業務を行う．

11）母子自立支援員

都道府県知事，市長，福祉事務所を管理する町村長の委嘱により，福祉事務所などに配置される職員である．母子自立支援員の業務は，配偶者のない女子で，現に児童を扶養している者および寡婦に対し，相談に応じ，その自立に必要な情報提供，および，指導を行い，職業能力の向上，および，求職活動に関する支援を行う等，母子家庭および寡婦の福祉の推進にあたる．

b. 福祉施設指導専門員

福祉施設指導専門員とは，児童福祉や障がい者老人福祉などの福祉施設において，「専門的な保護・教護（自立支援）・援護・育成・介護の指導の仕事」に従事する者をいい，老人・障がい者・児童福祉施設長を含む．① 生活指導員・生活相談員・支援相談員，② 作業指導員，③ 児童指導員，④ 母子指導員，⑤ 児童のあそびを指導する者，⑥ 児童自立支援専門員・児童生活支援員の職種が該当する．

1）生活指導員・生活相談員・支援相談員

生活保護法による保護施設である救護施設，更生施設，授産施設，および，老人福祉法による老人福祉施設に必置規定のある職員である．老人福祉施設では，生活相談員という．また，身体障害者福祉法による身体障害者更生援護施設（肢体不自由者更生施設，視覚障害者更生施設，聴覚・言語障害者更生施設，内部障害者更生施設，重度身体障害者更生援護施設，身体障害者療護施設，身体障害者授産施設，重度身体障害者授産施設，身体障害者通所授産施設，小規模身体障害者療護施設など），および，知的障害福祉法による知的障

害者援護施設（知的障害者デイサービスセンター，知的障害者更生施設，知的障害者授産施設，知的障害者通勤寮）におかれる職員である．その職務は，入所者，または，利用者の生活指導などである．介護保険法による介護老人保健施設では，支援相談員という．

2）作業指導員

生活保護法による保護施設である更生施設，授産施設，知的障害者福祉法による知的障害者援護施設（知的障害者更生施設，知的障害者授産施設）におかれる職員である．

3）児童指導員

児童養護施設，知的障害児施設，知的障害児通園施設，盲ろうあ児施設，難聴幼児通園施設，肢体不自由児施設，肢体不自由児通園施設，肢体不自由児療護施設，重症心身障害児施設，情緒障害児短期治療施設に必置が規定されている職員であり，児童の生活指導を行う．乳児院では，任意におくことができる．

4）母子指導員

母子生活支援施設に必置が規定されている職員であり，母子の生活指導を行う者である．

5）児童のあそびを指導する者

児童のあそびを指導する者として，児童厚生施設に必置が規定されている．

6）児童自立支援専門員・児童生活支援員

児童自立支援施設で必置が規定されている職員である．児童の自立支援を行い，生活指導，学科指導，および，職業指導が主たる職務内容である．児童生活支援員は，児童の生活支援を行う者である．

c. 社会福祉士

社会福祉士は，身体上，精神上の障害や環境上問題のために日常生活を営むのに支障のある者の福祉に関する相談に応じ，助言・指導を行う．福祉相談指導専門員と福祉施設指導専門員が任用資格であるのに対し，社会福祉士は国家資格であるが，業務独占ではないため，社会福祉士の業務が明記された職場は少ない．現在では，行政以外にも多様な社会福祉施設の生活指導員・生活相談員・児童福祉司・身体障害者福祉司・知的障害者福祉司・老人福祉指導主

事・査察指導員や社会福祉協議会の職員，教育機関や医療機関，福祉サービスを提供する企業などでその資格をもつ者が増加している．

d. 保育士

保育士とは，児童の保育，および，児童の保護者に対する保育に関する指導を行う専門職であり，保育所，児童養護施設，知的障害児施設，知的障害児通園施設，盲ろうあ児施設，難聴幼児通園施設，肢体不自由児施設，肢体不自由児通園施設，肢体不自由児療護施設，重症心身障害児施設，情緒障害児短期治療施設に，必置が規定されており，国家資格である．

e. 福祉施設寮母・寮父

1）寮母・寮父・介護職員

生活保護法による保護施設（救護施設，更生施設，授産施設，および，宿所提供施設），児童福祉施設（少年を指導する職員という名目で母子生活支援施設），老人福祉施設（養護老人ホーム，特別養護老人ホーム，軽費老人ホーム）に，必置規定，あるいは，基準配置が定められている職員である．また，身体障害者更正援護施設（重度身体障害者更生援護施設，身体障害者療護施設，重度身体障害者授産施設など）におかれる職員でもあり，入所者の日常生活の介護・介助などを行う．

2）福祉ホーム管理人

知的障害者援護施設（知的障害者福祉ホーム）におかれる職員で，知的障がい者の福祉の増進に熱意を有し，福祉ホームを適切に管理運営する．

f. その他の社会福祉専門職業従事者

その他の社会福祉専門職業従事者とは，社会福祉協議会などの福祉団体の専門職員に代表され，専門的な相談・指導・助言など，上記のa～eに含まれない専門的，技術的な社会福祉の仕事を行う．① 企画指導員（全国社会福祉協議会に設置された国庫補助員），② 福祉活動指導員（都道府県，および，指定都市社会福祉協議会に設置された専門職員），③ 福祉活動専門員（市区町村社会福祉協議会に設置された専門職員）のほかに，その他の福祉団体専門職員，福祉作業所長，保護観察官も含まれる．

g. ホームヘルパー・訪問介護員

身体上，または，精神上の障害があるために日常生活を営むのに支障がある

者の居宅を訪問し，入浴・排泄・食事などの介護，衣類の洗濯，住居などの掃除，生活必需品の買い物，関係機関などとの連絡，生活・身上・介護に関する相談・助言などを行う．

h. 非専門的社会福祉従事者

1) 身体障害者相談員

身体に障害をもつ者の福祉の増進を図るために，都道府県によって業務を委託される職員である．身体に障害のある者の相談に応じ，および，身体に障害のある者の更正のために必要な援助を行う．

2) 知的障害者相談員

知的障がい者の福祉の増進を図るために，都道府県によって業務を委託される職員である．知的障がい者，または，その保護者の相談に応じ，および，知的障がい者の更生のために必要な援助を行う．

3) 民生委員・児童委員

民生委員は，各市町村に配置される民間奉仕者である．民生委員は，援助を必要とする者がその有する能力に応じて自立した日常生活を営むことができるように，生活に関する相談に応じ，助言，福祉サービスを適切に利用するために必要な情報の提供や，その他の援助を行い，社会福祉の増進に努めるという任務を有している．児童委員を兼務している．

7.2　保健・医療などの関連領域における健康福祉援助活動の担い手

7.2.1　健康管理と健康づくり

病気を予防し，健康を保持・増進するためには，一人ひとりが健康に対する正しい知識をもち，それを実践しなければならない．そのための手段として，健康教育，健康相談，健康診査といったものがある．これらは，医師や看護士，保健師，栄養士などにより，疾病や健康保持の説明，保健指導を主体として行われ，対象者が問題点を自覚し，自己の健康行動を調整できるよう支援が行われている．また，運動・健康増進領域では，YMCA（Young Men's Christian Association）やスポーツセンター，老人施設などにおいて，スポーツインストラクターやスポーツトレーナーも大きな役割を担う．

7.2.2　福祉サービスと保健・医療関連

　福祉事業従事者の中で，医師ならば児童福祉司，知的障害者福祉司，身体障害者福祉司の資格を有することができる．したがって，入所の社会福祉施設では，非常勤ではあるが，職員の中に医師が入っていることも多い．医師とともに，社会福祉施設の職員として明記されている医療関係の職種は，看護師である．施設の場合，医師の常勤職員が少ないために，医療・看護業務は看護師に負うところが大きい．

　さらに，リハビリテーションや介護関係では，理学療法士，作業療法士，言語聴覚士，介護福祉士などが，精神障がい者については精神保健福祉士の専門職が重要な職種となっている．これらの5職種は，いずれも国家資格である．このほか，介護保険施設に必置とされている職種として介護支援専門員（ケアマネージャー）がある．

　1）理学療法士（physical therapist : PT）

　身体に障害のある人に対して，治療体操やその他の運動，電気刺激，マッサージ，温熱，その他の物理的手段を加え，主としてその基本的動作能力の回復を図る援助を行う．

　2）作業療法士（ocupational therapist : OT）

　身体または精神に障害のある人に対し，手芸，工作，農業，その他の意味のある作業を行わせ，主としてその応用的動作能力の回復を図る援助を行う．

　3）言語聴覚士（speech therapist : ST）

　言語聴覚障がい者の言葉や聞こえの状態を検査し，聴能，言葉の発達の遅れ，失語症，構音障害，吃音などの回復，コミュニケーション行動の拡大を促進する援助を行う．子どもと高齢者が対象となることが多い．

　4）介護福祉士

　身体上，精神上の障害のために日常生活を営む上で支障のある者に，入浴や排泄，食事などの介護を行うとともに，介護者に対して介護に関する指導を行う．現在のところ，特別養護老人ホームや病院の介護職員として業務に携わっていることが多い．在宅介護支援センターや地域型支援センターの職員として必要とされる職種の中にも含まれている．さらに，介護福祉士は，組織に所属することなく，自営業としてホームヘルプサービスを提供することもでき，介

護の専門職として，今後，期待されている．

5) 精神保健福祉士

精神障がい者やその家族の相談を受け，各種の情報提供を行いながら，精神障がい者に対する日常生活への適応のために必要な訓練を行う．その他，各種手続きの代行や，家族・学校・職場などとの連絡調整を行う．

6) 介護支援専門員（ケアマネージャー）

介護保険指定居宅介護支援事業者，および，介護保健施設に必置とされている職種である．要介護者や家族の相談に応じるとともに，保険者である市町村や施設などとの連絡調整を行いながら，要介護者が日常生活を自立的に送るために必要な専門的援助を行う．保健・医療・福祉分野で，5年以上の実務経験を有している医師，歯科医師，看護師，理学療法士，作業療法士，社会福祉士，介護福祉士，栄養士，はり師，きゅう師，柔道整体師など，かなり広範囲の職種の者が介護支援専門員としてケアマネージメントに携わっている．

7.3 保健・医療・福祉の連携

65歳以上の者で，身体・精神上，著しい欠陥があるため，常時の介護を必要とし，かつ居宅でこれを受けるのが困難な者を収容し養護している施設に，特別養護老人ホームがある．ここでは，施設長，医師，生活相談員，介護職員，看護師，理学療法士，作業療法士，言語聴覚士，栄養士，調理員，事務員などの職員が勤務しており，それぞれの専門職は，独自の視点や専門知識，技術をもっていて，それらを駆使展開しながらサービス利用者のケアにあたっている．このようなチームケアにおいては，異なる専門的視点や知識・技術の提示により，多角的な情報が得られ，適切なケアに接近することができる．直接的な利用者に関わる職員もいれば，間接的に利用者に関わる職員もおり，連携・協働して健康福祉サービス利用者の生活支援にあたっていくことが良質のケアの提供につながる．また，地域で生活している一人暮らしの高齢者においては，福祉事務所のワーカー，かかりつけ医，看護師，リハビリテーションワーカー，保健師，看護師，民生委員，ホームヘルパー等の専門職以外に，ボランティア，家族，親族，友人，知人，地域住民とのつながりが，心身ともに健

康である状態に関わってくる．

　サービスを必要としている当事者が，どのようなケアを希求しているのか，その見極めが，望ましい保健・医療・福祉に携わるマンパワーの連携の形を示してくれるし，本質的な健康福祉援助となるに違いない．

【文　　献】

1) 新版・社会福祉学習双書編集委員会：新版・社会福祉学習双書2007　第1巻　社会福祉概論，全国社会福祉協議会，pp.246-279, 2007.
2) 新版・社会福祉学習双書編集委員会：新版・社会福祉学習双書2007　第7巻　地域福祉論，全国社会福祉協議会，pp.245-253, 2007.
3) 前橋　明：ケアの仕事基本百科，ひかりのくに，pp.153-157, 2006.
4) 厚生統計協会：厚生の指標「国民衛生の指標」　**52**(9), 75-118, 2005.
5) 大森豊緑：最新健康科学概論，朝倉書店，pp.148-152, 2005.
6) 松下能万：社会福祉士養成テキストブック　社会福祉原論，ミネルヴァ書房，pp.87-103, 2007.
7) 佐藤豊道：介護福祉の専門性と専門職，有斐閣，pp.81-96, 2001.
8) 古川孝順：社会福祉士・介護福祉士のための用語集，誠心書房，p.459, 1999.

8. 21世紀の健康福祉への期待

8.1 健康について

8.1.1 健康のとらえ方

　健康とは，体と心が健やかで，悪いところのないこと，また，そのさまをいう．医学では，単に病気や虚弱でないということだけでなく，肉体的・精神的・社会的に調和のとれた良い状態にあることをいう．

　すなわち，健康や病気といった言葉で人を規定することは，その人の「状態」の一面を記述することであり，その一面は，しばしば「ウェルビーイング」と言われ，徳や情緒，あるいは，知性や才能に関わる状態から区別されている．これらの様々な状態から健康や病気を切り離すことは難しい．しかし，そうしなければ混同が生じ，社会全体に危険な結果がもたらされかねない．今日，医療保健機関は，病人の治療だけでなく，病気を予防するための計画づくりにも従事している．その柱の1つは，住民の病変をごく初期の段階で発見することである．この方法は"スクリーニング"として知られている．つまり，ある人が病気であるかどうかの決定は，健康状態に関して本人が行う判断とは独立に行われることがある．

　一方では，健康に関する概念をすべて包括する．これを健康概念とするならば，健康概念に属するものには，健康，活力，病い，病気，損傷，傷害，欠損，能力欠如，支障（障害）などが考えられる．また，健康と病気という現象に関する日常の思考は，2つの異なる視点の間で揺れる傾向にある．その一方

の視点では，ある人の全般的な状態に焦点が合わされ，この人が健康であるかどうかが考慮される．ここで問われるのは，当人の調子はどうか，何ができるのか，社会の場で活動できるかといった側面である．

他方の視点では，人間の生体組織の特定部分に注意が向けられ，その構造や機能が考慮される．ここでの問いは，この器官は正常か，血圧はどのくらいか，肝臓はどのような状態か，肺活量はいくらかといったことになる．

前者の視点では，一個の全体としての人に焦点が当てられる．これを"全体論"の視点とすると，この視点からなされる研究で用いられる概念は，日常言語のほかに心理学や人類学，社会学の立場から，ウェルビーイング，痛み，抑うつ，能力，順応性，能力欠如，支障（障害）などが考えられる．

生体組織の部分に関心を集中させる後者の視点は，"要素論"の視点である．この視点から行われる研究において，主に用いられるのは，生物学・科学・統計学の概念であり，器官や組織の検査を行い，その作用を調べて，変化の度合いを測定したり，得られた数値の相対頻度を計算したりする．

これら2つの視点の源泉は何であり，なぜ私たちの思考の中で主要な地位を占めているのであろうか．まず，普通の人々が第一に関心を抱くのは，全体論的な事実である．今日はどんな調子か，痛みはなくなったか．仕事に行けるだろうか等，まるごとの自分に関わるときである．つまり，普通の人々にとって重要な問いは，自分が健康かどうかである．

次の視点は，医療の技術と科学である．医療の仕事に助けを求めている人の病気を除去して，もとの健康を取りもどすようにさせることである．そのために獲得しておくべき知識は，健康と病気の現象の背後にあるメカニズムである．医師は，そのメカニズムを知るために人体の細部を隅々まで調べ上げる．その結果，医師の注意はもっぱら人体内部の特定の現象に向けられる．この視点にとって重要な問いとは，当の病気の性質は何かである．実際，どちらか一方の視点だけでは，健康と病気の次元をとらえることはできない．健康と病気に関する理論は，両方の視点を組み込まねばならない．つまり，ある意味で健康と病気が相関している．病気が人の健康に対して何の結果ももたらさないとすれば，それを病気とはいえないであろう．

これらの両視点は，健康と病気の理論のどちらかの概念が"根本的"である

かを決める手助けになる．この理論の根幹に関わる論点は，「健康概念」が「全体論」であるべきか，それとも「要素論」であるべきか，いずれの視点でとらえられているかについて常に考慮しておく必要がある．

8.1.2 健康と環境のかかわり

　人の健康や病気は，決して孤立した現象ではない．健康な人も病気の人も，自然と文化の両方が入り混じった環境の中で暮らしている．これらの環境が，人々へ影響していく仕方は様々である．例えば，極度のストレスを加えることによって，直接的に病気を引き起こすだろう．環境が健康に対して間接的に影響する場合もある．

　この点に関して，環境は人々の暮らしの背景をなしている．この背景によって，人々の発達や行動の可能性が限定され，特定の環境では特定の発達や行動が自然に生じ，別の環境では違った発達や行動が発現する．このように，健康な人々が示す多様な生活は，環境の違いに左右されている．

　また，もう1つは，社会からくる微妙な影響がある．社会は，人々に目標を与え，その目標のいくつかが人々の健康状態を判定する基準とされる．

8.1.3 健康に対する目標

　「目標」という語の最も一般的な意味は，自然の出来事であれ行為であれ，これら一連の出来事の目的にあたる事態である．「目的」については，通常はさらに二通りに解釈される．その1つは，ある個人や集団によって"設定された""理念的"目標という意味である．この意味での目的の観念は，「意図」や「欲求」といった概念と結びついている．人がなんらかの事態を実現する意図をもつとすれば，その事態が当人の理念的目標になる．もう1つは，"事実的"目標であって，事物が実際にそこに向かう傾向をもつ事態を意味する．

　健康とは何かという問いに対する適切な答えは，具体的レベルではなく，むしろ，ある種の一般的な目標という言葉で要約できる．とすれば，健康な人が行為を通じて実現できる目標とは，何であろうか．ここで，事実的目標と理念的目標を導入し，要素論に立つ健康の理論の事実的目標を取り上げると，"行為"と"目標"との関係が成立するが，人の行為のとらえ方の違いによって行

為と目標との関係は一変することもある．

　ここで，健康とニーズの充足との関係からみると，健康は社会に密接に関連した観念になる．社会こそが，生存のために成就した目標を確定するとともに，個々人の社会や職業に応じて，目標はさまざまに異なる．

a. 自ら設定した目標を達成する能力としての健康

　健康とは，人の予備能が自ら設定した目標に適合しているときに成り立つ状態である．この意味で健康といえる人は，十分な資質を備えていて，目標を実現するために"当人"に要求することをこなすことができる．

　つまり人が最高度に健康であるのは，ありとあらゆる状況の中で，自分のすべての最重要目標を充足できるような場合である．しかし，常に新たな高い要求水準が想定されることから，実際には最高度などありえないともいえる．ここで，21世紀の国民健康づくり運動の基本理念と目標設定の具体的項目を以下に示す．

b. 21世紀の国民健康づくり運動

　2010年を目指した健康づくり運動として，「21世紀における国民健康づくり運動」（健康日本21）が，2000（平成12）年度から開始された．健康日本21の基本理念は，「全ての国民が健康で明るく元気に生活できる社会の実現のために壮年死亡の減少，健康寿命の延伸と健康に関する生活の質の向上をめざし，一人一人が自己の選択に基づいて健康を増進する．そして，その個人の活動を社会全体が支援していくこと」とされている．さらに，基本方針として，一次予防の重視，健康づくり支援のための環境整備，健康づくり運動の目標設定とその評価，多様な健康増進運動実施主体間の連携があげられている．

　健康日本21では，現在大きな課題となっている生活習慣や生活習慣病の9つの分野（① 栄養・食生活，② 身体活動・運動，③ 休養・心の健康づくり，④ たばこ，⑤ アルコール，⑥ 歯の健康，⑦ 糖尿病，⑧ 循環器病，⑨ がん）が選定され，それぞれの取り組みの方向性と具体的な目標を示している．

　厚生労働省では，① 健康日本21全国大会を通じた普及啓発，② 推進体制の整備と地方計画支援，③ 保健事業の効率的・一体的推進，④ 科学的根拠に基づく事業の推進，の4本の柱に分けて，健康日本21を推進している．また，地域における健康日本21の普及啓発活動の1つとして，健康づくり支援者養

c. 健康増進法

健康日本21を推進し，また，健康づくりや疾病予防に重点をおく施策を進めるにあたって，法的基盤整備が必要であるとの認識が高まった．そこで，栄養改善も含めた国民の健康増進を図り，国民保健の向上を目的とした健康増進法が，2002（平成14）年8月に制定され，2003（平成15）年5月施行となった．

d. 身体活動・運動の勧め

適切な運動・身体活動は，生活習慣病の予防やストレスの解消に有効である．とくに，日常生活における身体動作や歩行など，軽い活動の積み重ねが，健康の維持に大きな役割を果たすことが認識されている．

1989（平成元）年，健康を維持するために望ましい運動量の目安を，「健康づくりのための運動所要量」として示した．続いて，1993（平成5）年，運動所要量をふまえた「健康づくりのための運動指針」の策定を行い，1997（平成9）年に生涯を通じた健康づくりのための身体活動のあり方が検討された．この中で，運動より幅広い概念として身体活動という概念を提示し，これに，日常生活活動，趣味・レジャー活動，運動・スポーツ等を含めた．そして，いずれの性・年代でも，容易に継続して取り組むことができることを目指した．

健康日本21では，健康に関する重要課題の1つとして，身体活動・運動を取り上げている．成人では，「日常生活の中で，健康の維持・増進のために意識的に体を動かす等の運動をしている人の増加」「運動習慣者の増加」などを目標とし，高齢者では，日常生活における身体機能の維持が重要であることから，「外出について積極的な態度をもつ人の増加」「1日当たり平均歩数の増加」などを目標としている．

8.1.4 健康と社会のかかわり

健康観は，社会に関連しており，あらゆる社会が固有の健康観を決めている．つまり，健康と社会との間の依存関係は，一定の社会背景の中で成り立っており，そこには常に背景があってなんらかの行為が可能になる．

この点について，『健康の本質』(2003)[1]では「健康はある種の活動ではな

くてある種の能力である」,「ある人物の最重要目標は,社会によって指図された目標と必ずしも同じではない.健康は"幸福"から容易に区別される.健康の定義からは幸福に"寄与する"が,幸福と同じではない」と述べられており,健康な人が幸福になるとは限らないとしている.

8.2 福祉について

8.2.1 福祉のとらえ方

　福祉とは,社会の構成員に等しくもたらされるべき幸福である.日本国憲法は,25条1項で「すべて国民は,健康で文化的な最低限度の生活を営む権利を有する」(生存権)ことを規定している.また,同条2項で国の保障義務について「国はすべての生活場面について,社会福祉,社会保障および公衆衛生の向上および増進に努めなければならない」と定められており,社会福祉は,単に生きていればよいというだけでなく,健康で文化的な最低限度の生活を営むという日本国民がもつ生存権を保障するために,国が国民にしなければならない義務である.また,これを受けることは国民の権利である.国民の生存権は,社会福祉だけで保障するのではない.その一方で,社会保障の基本的な考え方は,働く人が賃金を得られず,生活していかれないという不安定な状態を国家が解消して,生活できるように保障していこうということである.その具体的な内容は,社会保険と公的扶助を軸にした社会保障に,公衆衛生と社会福祉といった対象となるサービス部門を加え,全体として国民が貧窮に陥るのを防ぐことを目的とし,「所得保障」「医療保障」「社会福祉」領域での給付や制度が体系的に整えられることとした.

8.2.2 最低生活とは

　憲法25条が定める「最低限度の生活」の基準は憲法には書かれていない.基準がないから,国の責任だからといって,国がなすものを「最低限度の生活」ということにしてはならない.現在では,親が働くことによって収入を得ることと,親が子どもといっしょに暮らして苦しみや喜びを分ち合うことの両方を保障し,どれほど手厚い看護や介護を行う病院や施設での生活よりも,家

族や多くの友だちに囲まれた暮らしの方が親子にとっては幸せであり，「最低限度の生活」と認識されている．このように，その基準は，時代や地域，それぞれの人や家族によって異なるであろう．

8.2.3 生活問題と社会福祉を求めて

社会福祉は，ただ決められた基準だけで運用・実践されるものではない．人々の暮らしが，その時代，その地域で暮らす人にとって生存権を保障する基準になっているかどうかということが問題になる．こうした基準は，極限にまで低められ，自分の力で働く人の最低賃金より低いところにいつも設定されて，そこには最低賃金が上がらなければ生活保護費も上がらないという，常に人々の暮らしを低い方に引っ張っていこうという意図が働いていた．そのような意味で，社会福祉を国民生活の実態に近づけていくために，「最低限度の生活」の検証，あるいは，「最適な生活」の想像に向けた取り組みが展開されなければならない．そして，社会福祉は，自分たちの手でつくるという明確な意識をもち，住民一人ひとりの社会福祉への参加を促し，「個人の尊重」「幸福追求の権利」「公共の福祉」を住民自らの権利として実践し，政策決定・変更を求めていくことが重要になってくる．

8.2.4 人生80年型への対応

高齢化社会の伸展に伴い，福祉行政・財政の範囲は非常に大きくなった．高齢化社会を乗り越えていくための「長寿社会対策大綱」は，① 雇用・所得保障システム（経済的な対応策），② 健康・福祉システム，③ 学習・社会参加システム（生きがい対策），④ 生活環境システム，⑤ 研究開発システムからなっている．このうち，雇用・所得保障システムとしては，「雇用就業を通じた高齢者の能力活用」「労働時間短縮の積極的推進」「現役勤労世代の活力の向上」「公的年金制度による老後所得の保障」「職域や個人の自助努力による老後所得の安定」などがあげられている．

8.2.5 社会福祉の方向

現代の福祉サービスは，サービス利用者を特定の人に限定せず，必要性を感

じた者が利用を選択する方向に進んでいる．

今日，積極的に推進されている福祉サービスの具体的内容は，以下の通りである．

1) 家庭基盤の充実を目的とした施策

家庭基盤の今日的課題は，経済的な問題と，家事，育児，介護など，家族員の世話の問題である．前者に対しては，児童手当の支給，各種手当ての増額，税制面での控除などが取り組まれている．後者に対しては，家族の世話を家庭内で代替するサービスとして，ホームヘルパーやベビーシッター，家庭外で代替する制度としてデイサービスや一時的保育，育児リフレッシュ事業，さらに直接的な事業として育児休業制度，介護休業制度がはじめられている．

2) 相談や情報提供に関する施策

利用者の選択をより有効に行うには，選択を支える相談体制や情報提供が必要となる．例えば，「子ども家庭110番」事業，「シルバー110番」などの総合的な相談事業，あるいは精神薄弱者相談員，身体障害者相談員，主任児童委員などの相談員の充実である．

3) 公的なサービスの充実

伝統的な福祉問題が増加しているだけでなく，広く福祉問題をとらえていこうとする現代社会では，いろいろな問題に対応する制度やサービスがより多く必要となる．とくに高齢者問題については，福祉施設も含めた，総合的な地域福祉施策の整備が急務である．この整備計画において，ゴールドプランでは在宅福祉対策の緊急整備，寝たきりゼロ作戦の展開，長寿社会福祉基金，施設の緊急整備，高齢者の生きがい対策，長寿の科学研究の推進，高齢者のための総合的な福祉対策のうち，ホームヘルプ，デイサービス，ショートステイの3つを在宅福祉として掲げ，在宅福祉を推進する上での重要な施策として位置づけている．このほか，施設整備をして，特別養護老人ホームのほか，生活の場の確保として，経費老人ホームの一種であるケアハウス，特別養護老人ホームと老人病院の中間的施設である老人保健施設などの充実も盛り込まれている．

4) 私的なサービスの支援

公費を使ったサービスだけでは，選択に値するだけのサービスメニューやサービス量を確保することは困難であり，これを補う私的サービスは，大きく2

つの方向で推進されている．1つは，企業への期待である．これはさらに，福祉産業と社会的貢献としての非営利活動の2つに分かれる．もう1つは，ボランティア活動に代表される住民への期待である．両者の間に，農協，生協，住民組織などによる有償，無償，時間貯蓄などの活動が位置づけられる．

福祉政策の役割としては，これらに直接，公費を投入するのではなく，活動を展開しやすいような環境を整える等，地域福祉を協同的に推進していくための当面の課題として，第一に「供給主体の確保」，第二に「最前線で活動する人材の養成」，第三に「多様なサービスの協同推進体制の中で，住民あるいは地域次元でサービスの調整や計画的推進」が望まれる．

8.2.6 福祉文化

文化は，人々の日常的な生活行為の中で，つくられるものである．福祉文化とは，人々の健康で快適な，充実した生活を保障する「生活の質としての文化」であるといえる．また，それは，人々の日常生活に心の潤いと安らぎ，豊かさ等をもたらす文化であるともいえる．そのような福祉文化を創造するためには，① 人に対する優しさや思いやり，② 人と人との直接的なふれあいや支えあいが重要となる．つまり，優しさの文化，思いやりの文化であり，ふれあいの文化，支えあいの文化である．また，高齢者や障害をもつ人などの福祉サービス利用者を含め，すべての人が文化の創造主体であり，活動主体である．しかし，すべての人々に対して，とりわけ文化的貧困のもとにおかれてきた高齢者や障害をもつ人など，福祉サービス利用者やその家族に対して，文化活動に参加する気運を高めようとするのが，「文化の福祉化」である．

8.2.7 福祉文化の創造と教育

「社会福祉を学ぶ」とき，そこにはいくつかの次元が考えられる．

(1)「社会的に弱い立場におかれている人たち」の実態を知る，とくにその人たちが生まれた背景，ないしは理由を歴史，政治，経済，社会制度などの面から深く探る，という次元である．それには，諸外国の社会福祉を学ぶことも必要とされる．

(2)「社会的に弱い立場におかれている人たち」の，今おかれている状況，

とくに社会的偏見や差別にさらされているといった状況，および，その人たちの苦しみや悩みといった心理的状況を冷静に，また共感的にとらえる，という次元である．それには，自分で直接調査・研究する実践も含まれる．

（3）「社会的に弱い立場におかれている人たち」の生命，自由および幸福追求の権利を保障するための施策を考え，また，その方法や技術を習得する，という次元である．それには，自分で体験学習することが含まれる．

（4）「社会的に弱い立場におかれている人たち」とともに生きることの意味や価値を考え，かつ，人間とはどのように生きるのが正しいかを知る，という次元である．それには，「人間存在」とは何かという哲学的思考も含まれる．

（5）福祉とは幸福を意味するが，どのような状況が幸福といえるのかを考えると同時に，また，実際に幸福に生きる，という次元である．それには，「人間としてどう生きるか」という自己の課題を追求することが含まれる．

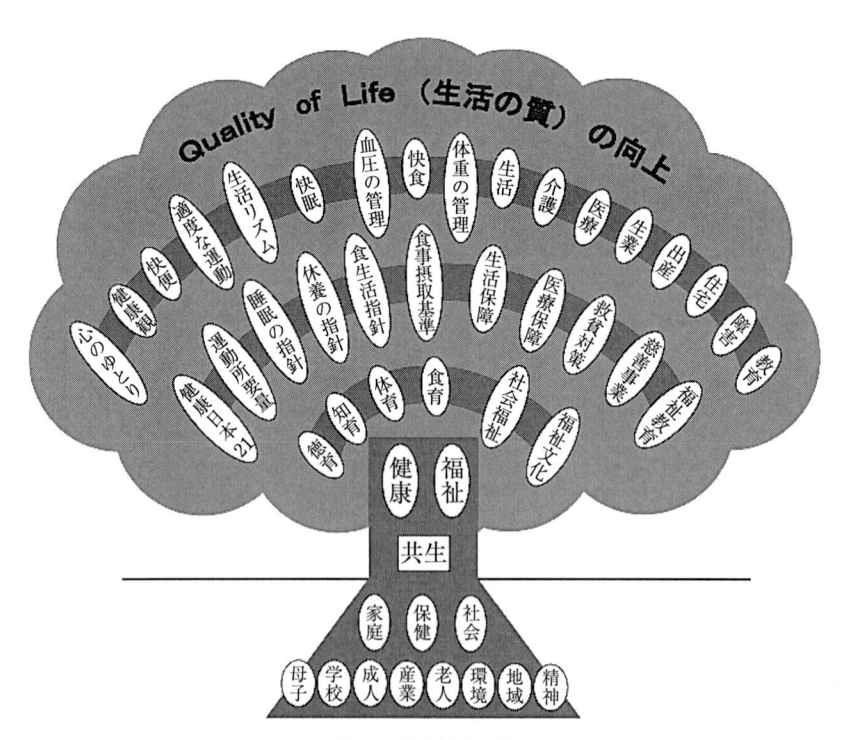

図8.1　健康福祉の樹

このように,「福祉を学ぶ」ということは「人間とは何か」「どう生きるか」,また「幸福とは何か」といった,人間の根源的な問いに直面し,それを深く追求する,というところに至る.

最後に,上記文面の大要をとらえることを意図した「健康福祉の樹」を示した(図8.1).「大樹」を育てるために,それぞれの分野が充実し,新しい枝葉が繁茂することを期待するものである.

【文　　献】

1) ノルデンフェルト,レナート著,石渡隆司・森下直貴監訳：健康の本質,時空出版,2003.
2) 厚生統計協会：厚生の指標,国民衛生の動向,2004.
3) 京極高宣：明日の福祉を目指して,太洋社,1987.
4) 一番ヶ瀬康子・伊藤隆二：現代の社会福祉　三訂版,一橋出版,2001.
5) 厚生省医療法制研究会：健康政策文法,中央法規出版,1999.

索　引

あ　行

愛他行動　85
愛着行動　87, 138
悪性新生物　70
朝型　54
アダプテッド・スポーツ　166
アレルギー・喘息予防教室　32

医学的リハビリテーション　147
生きがい　19, 24, 76
生きる喜び　24
育児困難　144
育児支援　109
　　──のあり方　114
　　──の活動内容例　122
　　──の基本　115
　　──のための手順　115
育児支援上の留意点　123
育児相談　113
育児ノイローゼ　35
育児不安　105, 137, 144
育成医療　148
医師　172

ウォーミングアップ　57
う蝕　167
運動機能　80
運動習慣　64
運動への関心　64
運動量　62

栄養士　171
AD/HD　139
エリクソン（Erikson）　36
エンゼルプラン　40
β-エンドルフィン　58

親子関係支援　41
親子体操　49
親子手帳　31
親育ち支援　41
親育て支援　41

か　行

介護支援専門員　179
介護福祉士　178
介護保健施設　179
介護保険指定居宅介護支援事業者　179
介護保険費　77
介護予防　77
学習障害　141
家族　100
価値観　17
活動効率　57
家庭児童福祉主事　173
家庭相談員　174
過度な期待　91
看護師　171
感動体験　50

企画指導員　176
虐待　28, 171
きゅう師　179
QOL　56, 61

教師　172
共鳴動作　86
筋力　80
　　──の減少率　80
　　──のピーク　80

グリーンツーリズム　20
グループホーム　155

ケアホーム　155
ケアマネージャー　179
携帯電話　62
軽度発達障害　134
啓発場面での配慮事項　117
ケースワーカー　172
欠食　65
健康観　185
健康教育　177
健康習慣　63
健康診査　29, 177
健康増進法　72, 185
健康相談　177
健康づくり　56
健康日本21　72, 184
健康福祉　1
健康福祉学　1
健康福祉コミュニティ　133
健康福祉サービスの総合化　133
健康福祉施策　148
健康福祉ネットワーク　4
健康フロンティア戦略　72
健康力　53
言語聴覚士　178, 179

高機能広汎性発達障害　136, 143
合計特殊出生率　27
高血圧症　73
高脂血症　73
高次脳機能障害支援モデル事業　155
更生医療　150
交替反応　87
行動計画策定指針　40
広汎性発達障害　136
高齢化　15, 59
高齢化社会　187
国際化　17
国際障がい者スポーツ大会　164
国民の祝日に関する法律の一部を改正する法律　21
心の健康　60, 62
心の健康管理　66
子育ち・子育て環境支援　41
子育ち支援　41
子育て支援　40
子育て広場　113
子ども・子育て応援プラン　40
コミュニティの形成　70
コルチゾール　58
ゴールドプラン　188

さ 行

在宅サービス　148, 157
在宅福祉対策　150
作業指導員　175
作業療法士　178
査察指導員　172
3歳未満児をもつ母親に対する支援　120
算数障害　142
サンマ（3つの「間」）　46

支援相談員　174
歯科治療　169
歯科保健　166
自己実現　2

自殺　71
歯周炎　168
思春期　59
思春期やせ症　68
次世代育成支援対策推進法　40
施設福祉施策　148, 153
肢体不自由児施設　145
疾患の構造　78
児童委員　177
児童　55
児童虐待　35
児童虐待の防止等に関する法律　40
児童指導員　175
児童自立支援専門員　175
児童生活支援員　175
児童相談所　171
児童手当　33
児童福祉司　173
児童福祉施設　171
児童養護施設　171
指導要録　125
歯肉炎　168
自分づくり　72
社会的入院　158
社会福祉　186
社会福祉士　175
ジャパンパラリンピック競技大会　164
重症身体障がい児　146
柔道整体師　179
就労支援　153
手話通訳事業　150
障害　147
　──の重度化・重複化　147
　──の早期発見　147
生涯学習体制　13
障がい児　134
　──の教育　156
障がい者　149
　──の雇用　156
　──の就職　156
　──の人権　156
　──の年金　157
障害者基本計画　146

障害者基本法　160
障害者自立支援・社会参加総合推進事業　165
障害者自立支援法　22, 146, 148, 150, 155
障がい者スポーツ　162
障害者スポーツ支援基金　165
障がい者スポーツ大会　163
生涯発達　87
少子化　15, 27, 33, 59
少子化社会対策大綱　40
少子化対策基本法　40
少子高齢社会　15
情報化　17
情報的認識世界　43
省力化　17
食事バランスガイド　65, 67
食生活情報　158
食生活の知識の習得　64
書字障害　142
ショートステイ　154
自立支援医療　145, 150
新エンゼルプラン　40
神経芽細胞腫検査　31
心疾患　70
心情の世界　43
新生児聴覚検査　32
新生児訪問指導　29
身体　80
身体機能　78
身体障がい児　145
身体障がい者　149, 156
身体障害者相談員　177
身体障害者相談支援事業　150
身体障害者福祉司　173
身体障害者福祉法　150
身体障害者補助犬　158
身体像のゆがみ　68
心理士　171

睡眠　64
睡眠習慣　53
睡眠不足　61
健やか親子21　40
スペシャルオリンピックス　162, 164

索　引

スポーツインストラクター　177
スポーツ振興法　21
スポーツトレーナー　177

生活課題　130
生活機能　81
生活指導員　174, 175
生活習慣　63
生活習慣病　72
生活障がい者　161
生活世界　43
生活相談員　174, 175
生活調査　4
生活の共同者　43
生活の質（QOL）の向上　76
生活要因相互の関連性　45
生活リズム　56, 59
　　──の乱れ　28, 35, 44, 65
生活リズム整調　47
精神衛生法　160
精神障害　156
精神病者監護法　160
精神保健福祉士　179
精神保健福祉法　160
生徒期　61
青年期　63
摂食嚥下　168
セルフケア　70
セルフケア能力　63
セルフチェック　66
選好注視法　86
全国身体障害者スポーツ大会　162
全国ろうあ者体育大会　163
先天性代謝異常等検査　31

総合保養地域整備法　21
操作対象　43
相談支援事業　155
相談指導員　173
壮年期　69
ソーシャルサポート　70

た　行

体育・スポーツに関する国際憲章　165
第一子をもつ母親に対する支援　120
ダイエット　62
体温リズム　57
対抗文化　44
対人交渉能力　85
第二次性徴　93
体力　80
体力・運動能力テスト　6
たまり場　58

地域　62
　　──における健康福祉　130
　　──における健康福祉推進の意義　131
　　──における健康福祉の進め方　132
地域子育て支援センター　113
地域社会　130
地域生活援助事業　153
地域生活を支援するためのホームヘルプ　154
地域精神保健　160
父親　107
知的障がい児　146
知的障害児施設　148
知的障害児通園施設　148
知的障がい者　146, 150, 156
知的障害者更生施設　154
知的障害者更生相談所　154
知的障害者相談員　177
知的障害者地域生活援助事業　155
知的障害者福祉司　173
注意欠陥／多動性障害（AD/HD）　139
中学・高校生　59
長寿社会対応住宅設計指針　25
朝食摂取　62
朝食の欠食率　65

デイサービス　154
デフリンピック　164
テレビとの健康的なつきあい方　45
伝統的母親役割意識　110

トイレ作戦　51
糖尿病　73
読字障害　142
特別児童扶養手当　148
特別障害者手当　155
都市化　17

な　行

内職をしている母親に対する支援　121

日常生活用具　146
乳児院　171
乳児期　27
乳幼児発達相談指導　31
人間関係の複雑化　88
人間力　53
妊産婦健康診査　31
認知症タイプ　78
妊婦教室　31

ネット社会　92

脳血管疾患　70
農山漁村滞在型余暇活動のための基盤整備の促進に関する法律　21
脳卒中　73
能力主義　43

は　行

配偶者からの暴力の防止及び被害者の保護に関する法律　40
廃用症候群タイプ　78
発達加速現象　92
発達障害　135, 156
発達障がい児　149

発達障がい者　149
ハッピーマンデー制度　19
母親との関係　68
場面緘黙　143
パラリンピック　162, 164

不規則な食事時間　65
福祉活動指導員　176
福祉活動専門員　176
福祉施設指導専門員　174
福祉施設寮母・寮父　176
福祉相談指導専門員　172
福祉文化　189
福祉ホーム管理人　176
福祉用具　157
婦人相談員　173
不定愁訴　54

平均寿命　69

保育士　176
保育者　116
　──の心構え　116
　──へのアドバイス　119
保育所　33
保育所保育指針　36
放課後あそび　57
訪問介護員　176
保健師　172
保健体育　60
保護司　172
保護者　62

母子医療給付　32
母子健康手帳　31
母子指導員　175
母子自立支援員　174
母子保健事業　28, 30
母子保健推進員　172
母子保健対策　29
母性神話　87
補装具　145
ホームヘルパー　146, 176
保幼小連絡会　127
ボランティア　171
ホルモン　58

ま　行

マタニティスクール　31
間抜け現象　46

道草　58
民生委員　177

メタボリックシンドローム　73
メラトニン　58

盲導犬訓練施設　150

や　行

ゆうあいピック　162
夕食時刻の遅れ　44

夕食時刻を早める知恵　47

養育態度　55
要介護状態　78
養護教諭　172
幼児期　33
　──の空洞化　43
余暇　72
余暇活動　20
余暇時間　19
4つの笑顔のあいさつ　117
夜型（化）　28, 34, 59

ら　行

理学療法士　178
離乳食講習会　32
リハビリテーションワーカー　179
療育手帳制度　153
臨床心理士　171

冷蔵庫作戦　50

老人福祉指導主事　173
老年期　77

わ　行

YMCA　177
若い母親に対する支援　121

編著者略歴

前橋　明
<ruby>前<rt>まえ</rt></ruby><ruby>橋<rt>はし</rt></ruby>　<ruby>明<rt>あきら</rt></ruby>

1955 年　岡山県に生まれる
1977 年　米国南オレゴン州立大学　B.S.（保健体育）
1978 年　米国ミズーリ大学大学院　修士（教育学）
1987～2003 年　倉敷市立短期大学講師・助教授・教授
1990～1991 年　米国ミズーリ大学客員研究員
1993～1996 年　米国バーモント大学客員教授
1993～1994 年　米国ノーウィッジ大学客員教授
1996 年　岡山大学医学部　博士（医学，公衆衛生学）
現　在　早稲田大学人間科学学術院教授
　　　　医学博士

健康福祉学概論
――健やかでいきいきとした暮らしづくり――　　定価はカバーに表示

2008 年 9 月 15 日　初版第 1 刷

編著者　前　橋　　　明
発行者　朝　倉　邦　造
発行所　株式会社　朝　倉　書　店
　　　　東京都新宿区新小川町 6-29
　　　　郵便番号　162-8707
　　　　電　話　03(3260)0141
　　　　Ｆ Ａ Ｘ　03(3260)0180
　　　　http://www.asakura.co.jp

〈検印省略〉

© 2008〈無断複写・転載を禁ず〉　　　　シナノ・渡辺製本

ISBN 978-4-254-64035-9　C 3077　　　　Printed in Japan

日本家政学会編

新版 家 政 学 事 典

60019-3 C3577　　　　B5判 984頁 本体30000円

社会・生活の急激な変容の中で、人間味豊かな総合的・学際的アプローチが求められ、家政学の重要性がますます認識されている。本書は、家政学全分野を網羅した初の事典として、多くの人々に愛読されてきた『家政学事典』を、この12年間の急激な学問の進展・変化を反映させ、全面的に新しい内容を盛り込み"新版"として刊行するものである。〔内容〕Ⅰ．家政学原論／Ⅱ．家族関係／Ⅲ．家庭経営／Ⅳ．家政教育／Ⅴ．食物／Ⅵ．被服／Ⅶ．住居／Ⅷ．児童

前京大 糸川嘉則総編集

看護・介護・福祉の百科事典

33004-5 C3547　　　　A5判 676頁 本体12000円

世界一の高齢社会を迎える日本において「看護」「介護」「福祉」の必要性は高まる一方である。本書では3分野の重要事項を網羅するとともに、分野間の連携の必要性も視野に入れて解説。〔内容〕看護（総合看護、看護基礎、母性看護、小児看護、成人看護、精神看護、老年看護、地域看護）／介護（概念・歴史・政策、介護保険サービス、介護技法、技術各論、介護従事者と他職種との連携、海外の事情）／福祉（基本理論、制度、福祉の領域、社会福祉援助の方法、関連領域と福祉との関係）

前奈良女大 梁瀬度子・和洋女大 中島明子他編

住 ま い の 事 典

63003-9 C3577　　　　B5判 632頁 本体22000円

住居を単に建築というハード面からのみとらえずに、居住というソフト面に至るまで幅広く解説。巻末には主要な住居関連資格・職種を掲載。〔内容〕住まいの変遷／住文化／住様式／住居計画／室内環境／住まいの設備環境／インテリアデザイン／住居管理／住居の安全防災計画／エクステリアデザインと町並み景観／コミュニティー／子どもと住環境／高齢者・障害者と住まい／住居経済・住宅問題／環境保全・エコロジー／住宅と消費者問題／住宅関連法規／住教育

子ども総研 平山宗宏・大正大 中村 敬・
子ども総研 川井 尚編

育 児 の 事 典

65006-8 C3577　　　　A5判 528頁 本体15000円

医学的な側面からだけではなく、心理的・社会的側面、また文化的側面など多様な観点から「育児」をとらえ解説した事典。小児科医師、看護師、保健福祉の従事者、児童学科の学生など、さまざまなかたちで育児に携わる人々を広く対象とする。家庭医学書とは異なり、より専門的な知識・情報を提供することが目的である。〔内容〕少子化社会の中の育児／子どもの成長と発達／父子関係／子どもの病気／育児支援／子どものしつけ／外国の育児／子どもと社会病理／虐待とその対策／他

帝京大 三上真弘・帝京平成大 青木主税・
帝京大 鈴木堅二・帝京平成大 寺山久美子編

リハビリテーション医療事典

33503-3 C3547　　　　B5判 336頁 本体12000円

すべての人が安全に生き生きとした生活を送るための、医療・保健・福祉・生活に関わる、健康増進活動の一環としてのリハビリテーション医療の重要テーマやトピックスを読みやすい解説によりわかりやすく記述。リハビリテーション科、整形外科、神経科をはじめとする医師、看護師、保健師、理学療法士、作業療法士、言語聴覚士、視能訓練士、柔道整復師、整体師、社会福祉士、介護福祉士、ケアマネジャー、ホームヘルパーなど、リハビリテーション医療に関わる人々の必携書。

●心理学のあらゆる領域の体系的かつ先端的な知見を提示●

朝倉心理学講座 全19巻 完結

東京成徳大学 海保博之 監修

第 1 巻	心理学方法論	渡邊芳之 編	200 頁	本体 3400 円
第 2 巻	認知心理学	海保博之 編	192 頁	本体 3400 円
第 3 巻	発達心理学	南 徹弘 編	232 頁	本体 3600 円
第 4 巻	脳神経心理学	利島 保 編	208 頁	本体 3400 円
第 5 巻	言語心理学	針生悦子 編	212 頁	本体 3600 円
第 6 巻	感覚知覚心理学	菊地 正 編	272 頁	本体 3800 円
第 7 巻	社会心理学	唐沢かおり 編	200 頁	本体 3600 円
第 8 巻	教育心理学	鹿毛雅治 編	208 頁	本体 3400 円
第 9 巻	臨床心理学	桑原知子 編	196 頁	本体 3400 円
第 10 巻	感情心理学	鈴木直人 編	224 頁	本体 3600 円
第 11 巻	文化心理学	田島信元 編	232 頁	本体 3600 円
第 12 巻	環境心理学	佐古順彦・小西啓史 編	208 頁	本体 3400 円
第 13 巻	産業・組織心理学	古川久敬 編	208 頁	本体 3400 円
第 14 巻	ジェンダー心理学	福富 護 編	196 頁	本体 3400 円
第 15 巻	高齢者心理学	権藤恭之 編	224 頁	本体 3600 円
第 16 巻	思春期・青年期臨床心理学	伊藤美奈子 編	208 頁	本体 3400 円
第 17 巻	対人援助の心理学	望月 昭 編	200 頁	本体 3400 円
第 18 巻	犯罪心理学	越智啓太 編	196 頁	本体 3400 円
第 19 巻	ストレスと健康の心理学	小杉正太郎 編	224 頁	本体 3600 円

前岡山大 緒方正名監修
早大 前橋 明・和歌山県庁 大森豊緑編著

最新 健 康 科 学 概 論

64033-5 C3077　　A5判 216頁 本体3200円

近年いよいよ関心の高まる健康科学，健康づくりについて，網羅的にかつ平明に解説した大学・短大生向けテキスト。〔内容〕健康の意識／ストレスと健康／ライフステージと健康管理／保健行動と健康管理システム／職業・作業活動と健康／他

早大 中島義明・早大 根ヶ山光一編
現代人間科学講座2

「環　境」人　間　科　学

50527-6 C3330　　A5判 260頁 本体3800円

総合学としての歴史を刻みつつある人間科学を環境という視点からアプローチ。〔内容〕地球環境論／生態学的環境論／人間の内的環境／環境と行動／人間と建築環境工学／人間と社会環境／歴史と環境／文化と環境／地域文化環境論

早大 中島義明・早大 木村一郎編
現代人間科学講座3

「健康福祉」人　間　科　学

50528-3 C3330　　A5判 232頁 本体3600円

総合学としての歴史を刻みつつある人間科学を健康福祉という視点からアプローチ。〔内容〕健康福祉を支える基礎医科学・臨床医科学／健康福祉を支える臨床行動学／健康福祉を支える工学／健康福祉を支える福祉／健康福祉を支える「倫理」

杉下知子・杉崎紀子・手塚圭子著

新版 現 代 人 の 保 健

64026-7 C3077　　A5判 168頁 本体2700円

"美しく老いる"という時代の要請に応える保健学のテキスト。〔内容〕年齢と健康／健康異常時の対応／生活環境と健康／現代の保健における重点課題（エイズ等の性感染症と健康・心と身体の連携作用・ライフスタイル病）／保健の目指すもの

河野友信・坂本洋子・曽根睦子編

新　し　い　学　校　保　健
—児童生徒の心とからだの健康科学—

64014-4 C3077　　A5判 328頁 本体4900円

メンタルヘルス上の問題を中心にした現在の学校保健のニーズに応える手引書。〔内容〕学校における健康をめぐる問題の実態と構造／児童生徒の心とからだと生活構造の実態／学校システムとその活用／学校保健のための基礎知識／他

国際医療福祉大 千葉百子・福岡県立大 松浦賢長・
東大 小林廉毅編

コンパクト 公 衆 衛 生 学（第4版）

64036-6 C3077　　B5判 152頁 本体2900円

好評の第3版を改訂。基本的事項を図・表・イラストを用い親しみやすく解説した，簡便かつ充実したテキスト。〔内容〕人口問題と出生・死亡／空気，水と健康／環境汚染と公害／公衆栄養，食品保健／感染症とその予防／精神保健福祉／他

前岡山大 緒方正名編著

基礎衛生・公衆衛生学（三訂版）

64034-2 C3077　　A5判 208頁 本体3200円

公衆衛生学の定番テキストとして好評の第2版を改訂。〔内容〕公衆衛生概論／人口・保健統計／疫学／感染症／母子保健／学校保健／生活習慣病／高齢者保健／精神保健／産業保健／環境保健／食品衛生／衛生行政／社会保障／保健医療福祉

神戸大 武井義明著

健康・スポーツ科学

69034-7 C3075　　A5判 136頁 本体2800円

「ヒト（生体）」に関して運動生理学と"複雑系"の側面から理解することで「人」を知ることをめざし，大学・短大向けに平易に解説。〔内容〕健康・スポーツ科学とは何か／運動生理学によるヒトの理解／生体協同現象学によるヒトの理解

前筑波大 勝田　茂編著

運 動 生 理 学 20 講（第2版）

69032-3 C3075　　B5判 164頁 本体3400円

好評を博した旧版を全面改訂。全体を20章にまとめ，章末には設問を設けた。〔内容〕骨格筋の構造と機能／筋力と筋パワー／神経系による運動の調節／運動時のホルモン分泌／運動と呼吸・心循環／運動時の水分・栄養摂取／運動と発育発達／他

日本家政学会生活経営学部会編

福 祉 環 境 と 生 活 経 営
—福祉ミックス時代の自立と共同—

60015-5 C3077　　A5判 192頁 本体2800円

生活を取巻く家族，地域，企業，行政の状況を分析し，主体的に安定的な生活形成を提言。〔内容〕今なぜ生活者の自立と共同か／家族・地域の中での自立と共同／福祉における産業化と市民化／企業社会の変容と生活保障／時代を拓く自立と共同

上記価格（税別）は 2008 年 8 月現在